Barbara Vorsamer

Mein schmerzhaft schönes Trotzdem

Barbara Vorsamer

MEIN SCHMERZHAFT SCHÖNES TROTZDEM

Leben mit der Depression

dtv

MIX
Papier aus verantwortungsvollen Quellen
FSC® C083411

Satz: Fotosatz Amann, Memmingen
Gesetzt aus der Aldus nova Pro
Druck und Bindung: CPI books GmbH, Leck
Printed in Germany · ISBN 978-3-423-29005-0

Für Matthias.
Ohne dich gäbe es dieses Buch nicht.
Ohne dich gäbe es die Autorin dieses Buchs nicht,
denn ohne dich wäre ich eine andere.

Triggerwarnung:
Dieses Buch handelt von Depressionen und beschreibt auch immer wieder Suizidgedanken. In Kapitel III geht es um eine Fehlgeburt und um den Tod und in Kapitel IV um Essstörungen.

Solltest du dieses Buch lesen, weil du selbst betroffen bist, sei bitte achtsam. Wenn es dir schlecht geht, kontaktiere bitte umgehend deine Ärztin, deinen Therapeuten oder die Telefonseelsorge (http://www.telefonseelsorge.de). Unter der kostenlosen Hotline 0800-1110111 oder 0800-1110222 erhältst du Hilfe von Beratern, die schon in vielen Fällen Auswege aus schwierigen Situationen aufzeigen konnten.

Geschlechtergerechte Sprache:
Die meisten Patienten in Psychiatrie und Psychotherapie sind weiblich, die meisten Psychotherapeuten ebenso. Mir widerstrebt es nicht nur deswegen, die männliche Form zu nutzen und damit alle zu meinen. In diesem Buch werde ich daher männliche und weibliche Form abwechselnd verwenden, mal von Ärztinnen, mal von Patienten schreiben oder umgekehrt. Es sind aber jederzeit alle Geschlechter gemeint. Geht es an einer Stelle tatsächlich nur um Frauen oder nur um Männer, werde ich es deutlich machen.

EINLEITUNG

Ich wollte schon immer gerne einen Ratgeber darüber schreiben, wie man Migräne und Depressionen loswird. Oder wenigstens einen lesen.

Das Problem bei Ersterem ist, dass ich es nicht weiß. Und das Problem bei Letzterem ist, dass es die anderen auch nicht wissen. Ich habe unzählige Bücher über Schmerzen, Migräne und Depressionen gelesen und nirgends den einen Rat gefunden, mit dem endlich alles gut wurde.

Ich kämpfe seit Jahrzehnten mit Migräneanfällen, die mich mehrmals im Monat für einige Tage lahmlegen, und mit schweren Depressionen, die mich immer mal wieder heimsuchen, weswegen ich Medikamente nehme, die mal besser und mal schlechter helfen. Mal mache ich mehr und mal weniger Therapie. Die Depression ist trotzdem – zumindest als grüblerisches Grundrauschen unter der Oberfläche des Alltags – immer da. Ständiger Selbsthass, häufige Suizidgedanken und monatelange tiefe, grundlose Traurigkeit waren für mich normal. Dass andere Menschen derlei Gedanken und Gefühle nicht oder nur sehr selten kennen, war mir lange nicht klar, mit Psychotherapie oder gar Psychiatrie wollte ich nichts zu tun haben.

Doch die Depression fragt nicht nach Erlaubnis, genauso

wenig wie andere Krankheiten. Stattdessen wird sie immer schlimmer, wenn sie nicht behandelt wird. 2008 war ich deswegen zum ersten Mal in einer psychiatrischen Klinik, 2011 zum zweiten Mal. Ich habe inzwischen mehr als 15 Jahre Psychotherapie mit Therapeutinnen und Therapeuten unterschiedlichster Denkschulen hinter mir und bestimmt ein Dutzend verschiedene Psychopharmaka ausprobiert. Den ultimativen Tipp, welche Methode in Zusammenhang mit welchem Medikament dich heilen wird, wirst du in diesem Buch dennoch nicht finden. Dafür ein Versprechen: Es wird wieder weggehen, es gibt Hilfe.

Falls du betroffen bist und falls dein Gehirn wie meines funktioniert, hast du gerade gedacht: Und dann kommt es irgendwann wieder, das bringt doch alles gar nichts.

Ja und nein. Ja, falls du chronische Depressionen hast, kann es schon sein, dass sie irgendwann wiederkommen. Nein, das bedeutet nicht, dass eine Behandlung nichts bringt. Auch bei körperlichen Krankheiten wie einem Bänderriss oder einer Lungenentzündung gibt es nach dem Ende der Behandlung keine Garantie, dass man sich im Jahr darauf nicht wieder etwas reißt oder ein Bakterium einfängt. Diese Erwartung, von den Ärzten nicht nur von den akuten Beschwerden befreit, sondern für immer geheilt zu werden, gibt es meiner Meinung nach nur in der Psychiatrie.

2018 schrieb ich zum ersten Mal über meine Depressionen. Nach der Veröffentlichung bekam ich Hunderte Nachrichten von Leserinnen und Lesern, die mir berichteten, wie viel Mut ihnen der Text gemacht habe. Dann, zwei Jahre später, mitten in der Corona-Pandemie, rutschte ich selbst wieder in eine depressive Phase und las meine eigenen Sätze. Sie trösteten mich. Nicht, weil da stand, wie man aus der Depression kommt. Wie gesagt, das weiß ich auch nicht. Aber ich weiß, dass. Dass man aus der Depression kommt, irgendwann, irgendwie, versprochen.

Ich weiß, wie man weiterlebt. Mit chronischen Schmerzen, mit der Depression, trotzdem, und selbst wenn es mir so beschissen geht, dass ich mir gar nicht vorstellen kann, jemals wieder irgendetwas zu tun. Ja, in solchen Momenten kann ich mir nicht einmal vorstellen, irgendetwas tun zu wollen, und diese Momente gibt es nach wie vor.

Mein Leben heute ist ein einziges, riesengroßes Trotzdem, und manchmal habe ich das Gefühl, eine andere Sorte Leben gibt es auch gar nicht, zumindest nicht für mich. Dieses Buch handelt vom Aufstehen, obwohl man keine Lust hat, genauso wie vom Liegenbleiben, weil es manchmal nicht anders geht. Es handelt davon, dass es vielleicht gar nicht das Ziel sein muss, die eine Methode, den einen Arzt und das eine Medikament zu finden, das alle Schmerzen wegbläst, um dann, endlich, so richtig mit dem Leben zu beginnen. Es geht darum, dass man auch und gerade als psychisch Kranke und Schmerzpatientin leben darf und – dazu komme ich am Ende dieses Buches – leben muss.

Ich beschreibe meinen Weg durch den Dschungel der Gefühle, der körperlichen und der seelischen, es geht um Zusammenhänge zwischen Körper, Geist und Seele, aber auch darum, dass es manchmal keinen gibt und sich einen einzureden niemanden weiterbringt. Es geht darum, über Schmerzen und Gefühle zu reden, und darum, dass das manchmal gar nicht hilft. Und dann wieder darum, warum es trotzdem guttut, es zu machen. Ich habe keine Lösung. Aber ich weiß inzwischen, dass die verzweifelte Suche nach einer Lösung einen am Leben hindern kann und dass es vielleicht am wichtigsten ist, jetzt sofort damit anzufangen. Trotz allem.

In den vergangenen Jahren habe ich als Journalistin immer wieder über Gefühle geschrieben, über meine Depressionen, über schmerzliche Erfahrungen und darüber, was die Corona-Pandemie emotional mit vielen Menschen gemacht hat. Mein Ziel war das nie. Meine berufliche Laufbahn begann am Newsdesk der ›Süddeutschen Zeitung‹, mein Wunsch war, eine ernstzunehmende Politikjournalistin zu werden. Ich legte meinen Fokus auf die US-Politik und machte viele, viele Nachtschichten, in denen ich die schier endlose Primary-Saison 2008, den Zweikampf zwischen Barack Obama und Hillary Clinton, begleitete. Den Höhepunkt, die Wahl Obamas zum US-Präsidenten, erlebte ich dann aber in der Psychiatrie. Ich hatte mich überfordert. Oder vielleicht andersherum, vielleicht hatte ich so viel gearbeitet, um nicht zu spüren, wie es mir wirklich ging. Zu diesem Unterschied kommen wir noch.

Damals war ich wohl das, was die Emotionswissenschaftlerin Carlotta Welding als gefühlsblind bezeichnet. Ich konnte meine Gefühle nur sehr schlecht spüren, und was ich spürte, konnte ich oft nicht einordnen. Vollends an meine Grenzen kam ich beim Ausdrücken von Gefühlen. Außer Weinen hatte ich da nichts drauf, und deswegen weinte ich viel. Ob ich wirklich traurig war oder vielmehr depressiv oder gleich ganz was anderes, wütend vielleicht? Wie sich das alles vermischen kann und wie man aus diesem Kuddelmuddel wieder herauskommt, wird noch Thema sein.

Ich ging mit dem Ziel in die Klinik, mich von den ganzen P-Menschen dort (Psychotherapeutinnen, Psychiater) zügig reparieren zu lassen. Von großen Gefühlen verstand ich überhaupt nichts, ich fand das Auf und Ab und Hin und Her meiner Psyche äußerst lästig.

Nun ausgerechnet als Gefühlsblinde ein Buch über psychische Krankheiten und Gefühle zu schreiben, mag daher im ersten Moment anmaßend wirken. Vielleicht bin ich aber gerade deswegen genau die Richtige.

Wer Dinge auf natürliche Weise immer schon richtig gemacht hat, kann oft anderen nicht beschreiben, wie es geht. Ein Beispiel: Mein Mann spielt sehr gut Badminton und Tennis, ich überhaupt nicht. Ganz am Anfang unserer Beziehung sind wir mal mit ein paar Schlägern in den Park gegangen, nur zum Spaß. Ich scheiterte direkt daran, das Ding korrekt zu halten. Er machte es mir vor, ich machte es nach, allerdings falsch, er sagte mir das und dann kamen wir nicht mehr weiter. Da er den Schlag intuitiv schon sein ganzes Leben lang richtig ausgeführt hatte, konnte er mir nicht erklären, wie man denn nun genau einen Tennisschläger in die Hand nimmt.

Tennisspielen ist zum Glück nicht überlebenswichtig, man kommt wunderbar durchs Leben, ohne jemals einen Schläger zu halten. Ohne Gefühle aber kommen wir nicht durch, will wahrscheinlich auch keiner. Ich habe erst spät und auf sehr schmerzhafte, langwierige Weise und mithilfe mehrerer Klinikaufenthalte und Therapien gelernt, Gefühle anzunehmen, zuzulassen – und dann doch nicht unbedingt danach zu handeln, denn darum geht es nicht immer. Wichtig ist stattdessen, den Emotionen den Raum zu geben, den sie brauchen, und es auszuhalten, wenn sie unangenehm, widersprüchlich, gar unverständlich sind. Nur so können wir herausfinden, wer wir wirklich sind und was wir wirklich wollen. Was das sein soll und wie das gehen soll, dieses Raum-Geben, davon handelt dieses Buch.

WIE SICH DEPRESSIONEN ANFÜHLEN

SCHWARZE WOLKEN

MEINE DEPRESSION UND ICH

Meine Depression sitzt mitten auf der Brust, da, wo Kinder das Herz hinmalen, wo es aber eigentlich nicht ist. 2009 habe ich noch keine Kinder, aber ich habe einen Elefanten. Er sitzt auf mir.

Schon morgens, wenn ich aufwache, ist er da, lange vor dem Weckerklingeln. Aufstehen kann ich nicht, der Elefant ist sehr schwer, außerdem muss ich noch nicht aufstehen. Ich habe Zeit, im Dunkeln zu liegen, den Schmerz genau zu spüren und darüber nachzudenken, wie schwierig alles ist, wie sinnlos das Leben ist und wie wertlos ich selbst bin. Ich bewege mich nicht, meine Kraft reicht nicht einmal dafür, mich auf die andere Seite zu drehen. Wenn der Wecker klingelt, bin ich schon zwei Stunden wach (oder drei oder vier), aber ich stehe nicht auf. Ich finde Gründe, warum ich Zeit habe. Erst vorgestern Haare gewaschen, geht schon noch. Frühstück? Eh keinen Hunger. Was anziehen? Aber was? Hilfe, eine Entscheidung. Entscheidungen sind am schlimmsten, nichts ist schwieriger für mich, wenn ich gerade in einer tiefen Depression stecke. Manchmal überfordert mich die Entscheidung für eine Hose dermaßen, dass ich mich krankmelde und den ganzen Tag über den Tod nachdenke. Öfter schaffe ich es in letzter Minute, doch noch aufzustehen, irgendetwas anzuziehen und in die Arbeit zu fahren. Dort funktioniere ich dann vor mich hin und weine auf dem Klo. Ich melde mich für die dämlichsten Aufgaben freiwillig, denn alles, wofür man Kreativität braucht, überfordert mich. Abends geht es mir dann besser. Ich habe den Tag überlebt. War gar nicht so schlimm, denke ich, ich bin ja gar nicht krank, hatte nur einen schlechten Tag. Doch am nächsten Morgen wache ich um 4.30 Uhr auf, und ein Elefant sitzt auf meiner Brust.

Wenn ich Menschen erzähle, dass ich Depressionen habe, fragen mich viele, seit wann. Ich könnte darauf antworten: erste Diagnose 2005, zum ersten Mal Medikamente genommen und zu einer Therapeutin gegangen 2006. Ich könnte aber auch sagen: schon immer. Das Gefühl, wertlos zu sein und nicht mehr leben zu wollen, kenne ich bereits aus meiner Kindheit. Ich war ein ruhiges, melancholisches Kind, das sich selbst nicht besonders gernhatte. Ich hielt mich wesentlich lieber in Narnia, Nangijala oder Burg Möwenfels auf, träumte mich in die Welten von C. S. Lewis, Astrid Lindgren und Enid Blyton. Ich fand es schöner da als in der Realität, so schön, dass ich meiner Mutter irgendwann verkündete, auf ein Internat zu wollen. Sie antwortete mir, dass ich dort alles essen müsse – auch Brokkoli und Bohnen. Damit war die Idee gestorben. Ich las also weiter, und wenn ich das nicht tat, tagträumte ich mich in die Welten des Buches, das mich gerade beschäftigte.

Die erste Erinnerung an Gefühle, über die ich aus heutiger Sicht sagen würde: »Normal war das nicht«, ist von 1997. Da war ich 16, fuhr mit dem Fahrrad an den S-Bahn-Gleisen entlang und stellte mir vor, wie es wäre, mich umzubringen. Aus demselben Jahr stammt eine Erinnerung an eine Jugendfreizeit in Korsika, wo ich heulend auf einer Kinderschaukel sitze und meiner Mutter am Telefon von meinem unerträglichen Heimweh erzähle. Heute glaube ich nicht, dass es das war, ich hatte weder vorher noch nachher jemals Heimweh. Ich war in einer depressiven Phase, und weil ich das nicht wusste, musste ich mir das, was ich da fühlte, anders erklären. Auf diese Weise habe ich mich schon öfter in Stress hineingesteigert, in Verliebtheiten, in Prüfungsangst. Es tut sehr weh, depressiv zu sein, umso mehr, wenn man nicht weiß, was da warum eigentlich so schmerzt. Ich nahm deswegen jede noch so weit hergeholte Begründung für meine Zustände dankbar an und redete mir ein, ich müsse nur diesen Typen von mir überzeugen, damit alles wieder gut wird, nur jene Klausur bestehen oder endlich wieder dort sein statt hier. Doch weil eine Depression eben eine Krankheit ist und kein Gefühl, änderte sich meistens wenig an meinem Zustand, egal was in meinem Leben als Nächstes passierte oder auch nicht.

Depressionen und andere psychische Krankheiten lassen sich nicht bekämpfen oder verhindern, indem man besser auf seine Gefühle hört, achtsamer mit sich selbst ist und all dieser Mindfulness-Kram, der seit einigen Jahren als die Lösung für alles verkauft wird. Eine Krankheit, auch eine psychische, lässt man am besten von einem dafür zuständigen Facharzt behandeln. Bitte nimm dich da ernst und betreibe keine Selbsttherapie unter der Bettdecke durch die Lektüre von Sachbüchern, deren Autorinnen lediglich geisteswissenschaftlich ausgebildet sind. Ich sage dir hier nicht, wie du dich am besten behandeln lässt. Ich sage dir nur, *dass* du dich behandeln lassen solltest –

und danach können wir gerne darüber reden, wie man mit der Krankheit umgeht, denn damit kenne ich mich aus.

Depressionen und Gefühle hängen dennoch eng zusammen, man verwechselt die Krankheit leicht mit Trauer, Angst und Selbstzweifeln, zudem hat man selten nur das eine oder nur das andere. Sondern meistens beides. Und während man sich die Krankheit nicht wegmeditieren/wegdenken/wegorganisieren kann, ist es bei unangenehmen Gefühlen durchaus möglich, sie ohne Tabletten und Therapie zu überleben. Und andersherum lässt sich eine depressive Phase viel leichter und schneller behandeln, wenn man den negativen Gefühlen, die einen gleichzeitig beschäftigen, den Raum gibt, den sie brauchen.

Ein konkretes Beispiel: Ich schreibe dieses Kapitel mitten in der Corona-Pandemie und einige Monate, nachdem ich erneut eine depressive Phase hatte. Diesmal eine vergleichsweise kurze, und das, obwohl so vieles gleichzeitig scheiße war. Es war (und ist) Corona-Krise, wir haben anstrengende Monate mit Homeoffice und Homeschooling und Kurzarbeit und Lockdown und Zukunftsangst hinter und vor uns. Meine Tochter hatte eine extrem schwierige Phase, die sich später als ein nicht erkanntes ADHS herausstellen sollte, mein Sohn hatte einen Infekt nach dem anderen. Aber für all das war Raum. Ich sprach mit vielen Freundinnen, in der Arbeit wussten alle bis hinauf zur Chefredaktion Bescheid, ich holte mir schnell Hilfe bei meiner Therapeutin und meiner Psychiaterin. Nach ein paar Monaten war es wieder vorbei – also die depressive Phase. Corona und all das andere leider nicht, weswegen es mir auch ohne die Depression nicht gut ging. Psychische Gesundheit ist aber nicht dasselbe wie völliges Wohlbefinden. Unsere Gefühle – auch die unangenehmen – haben eine Funktion. Wer keine Angst hat, läuft nicht rechtzeitig weg. Wer nicht wütend ist, wehrt sich nicht.

Ich hätte bis vor wenigen Jahren von mir behauptet, eigentlich nie wütend zu sein. Wenn sich negative Emotionen Bahn brachen, dann war ich traurig oder ängstlich. Als Kind und in der Schule galt ich als »Heulsuse«, manche würden sagen, ich hätte »wegen jedem Scheiß« geweint. In meiner ersten depressiven Phase, die ich als solche wahrnahm, weinte ich quasi ununterbrochen. Letztlich bestand meine Gefühlspalette also aus 50 Shades of Traurigkeit. Auf der anderen Seite ging das Blau bis ins Schwarze, wie eine dunkle Wolke, die alle Schattierungen überdeckte. Bunt wurde es aber nie, zu anderen Gefühlen hatte ich wenig Zugang. Als ich zum ersten Mal in einer psychiatrischen Klinik war, bekam ich von einem Therapeuten den Auftrag, ein Bild über all meine Gefühle zu malen. Er erhielt ein Blatt zurück, auf das ich nichts gemalt, sondern in bunten Farben Worte geschrieben hatte: ängstlich, mutig, schüchtern, fröhlich, reizbar, entspannt. »Das sind keine Gefühle, Frau Vorsamer«, sagte er einigermaßen entsetzt. »Das sind Eigenschaften.«

Was also sind Gefühle überhaupt?

Verbreitet ist der Ansatz des Anthropologen Paul Ekman, der sechs Basisemotionen definierte: Freude, Traurigkeit, Überraschung, Wut, Ekel, Angst. Unter anderem auf dieser Basis entwickelte der Emotionsforscher Klaus Scherer sein Emotionsrad, in dem er Empfindungen nach Stärke unterscheidet (Genervtheit – Gereiztheit – Empörung – Ärger – Wut) und aus der Mischung mehrerer Basisemotionen komplexere Empfindungen herleitet. Auf diese Weise finden auch Gefühle wie Reue, Mitgefühl, Neid, Dankbarkeit, Bewunderung und Verachtung ihren Platz.

Ich stelle mir Gefühle gerne wie Farben vor. Davon gibt es unendlich viele, doch alle lassen sich aus den Primärfarben Rot, Blau und Gelb mischen. Ein reiches, gesundes Gefühlsleben wäre dann wie ein Regenbogen, in dem jede Farbe ihren Platz hat, jede Mischung, jede Schattierung. Eine Depression ist in diesem Bild aber keine Farbe, sondern die dicke Wolke, die sich drüberschiebt, bis alles schwarz aussieht.

Hört sich recht klar an. Stecke ich aber mittendrin in der Empfindung, dann ist es oft nicht ganz so leicht, zu erkennen, ob das gerade eine dunkle Farbe ist – oder ob die Depression wieder alles Licht geschluckt hat.

2011 war alles dunkel. Und das, obwohl ich doch vor Kurzem Mutter geworden war und die Welt von mir erwartete, mein Leben rosa zu sehen. Stattdessen saß ich nun auf der Krisenstation im Bezirkskrankenhaus Haar, der örtlichen Psychiatrie. Ohne mein Kind.

Eigentlich wollte ich nicht hierbleiben. Ich war nur nach Haar gekommen, um mich über die Mutter-Kind-Klinik zu informieren. Es ging mir schon seit einer Weile nicht mehr gut. Ich weinte viel, und wenn ich nicht weinte, dann nur, weil mir selbst dafür die Kraft fehlte. Mein Kind war da gerade ein halbes Jahr alt, seit der Entbindung hatte ich fast 30 Kilo abgenommen. Ich konnte nichts mehr essen, war nicht mehr in der Lage, irgendetwas herunterzuschlucken. Wenn ich doch etwas schluckte, musste ich mich ein paar Minuten später übergeben.

Mein Mann kochte mir Hühnersuppe. Mein Hausarzt legte mir Infusionen und deutete vorsichtig an, es könnte auch »was Psychisches« sein. Daraufhin ging ich nicht mehr zu ihm, sondern lieber zum Gastroenterologen, ließ eine Magenspiegelung machen und eine Darmspiegelung, alles in der Hoffnung, dass sie etwas finden, irgendwas, selbst Krebs wäre mir lieber gewesen als schon wieder »was Psychisches«.

Da ich bereits zuvor Antidepressiva genommen hatte und in einer psychiatrischen Klinik gewesen war, fühlte ich mich von all den Ärztinnen und Ärzten, die das in meiner Akte sahen, nicht ernst genommen. Wenn sie mich mit besorgter Stimme fragten: »Wie geht es Ihnen, Frau Vorsamer?«, hörte ich: »Sie waren schon mal psychisch krank, ich glaube Ihnen kein Wort.« Ich selbst wollte einfach nicht sehen, dass es tatsächlich wieder »was Psychisches« war.

Welche Farbe hatten wir da, ein Dunkelgrau, gemischt aus Überforderung, Stress, Schmerzen? Oder eine schwarze Wolke, die sich über die Farben des Lebens geschoben hatte? Oder vielleicht sogar beides, ein dunkles Grau und darüber ein Schatten? Ich weigerte mich damals, die Wolke zu sehen, und erklärte mir das Dunkel anders. Drei Jahre nach meinem ersten Klinikaufenthalt wollte ich den ganzen Psychokram als abgeschlossenes Kapitel ins Archiv meines Lebens schieben, als etwas, das war, aber nicht mehr ist. In meiner Wahrnehmung waren drei Jahre gerade noch kurz genug, um es als Episode bezeichnen zu können, als Ausnahme, keinesfalls als etwas, das zu mir und meiner Persönlichkeit dazugehört. Außerdem war alles seitdem spitzenmäßig gelaufen. Ich war immer noch happy in meinem Redakteursjob, immer noch mit meinem Freund glücklich, ich hatte ein Kind gewollt und war sofort schwanger geworden, hatte eine unkomplizierte Schwangerschaft, eine unkomplizierte Geburt, sogar das Wochenbett lief noch gut (hätte ich zumindest damals behauptet).

Ich surfte so entschlossen auf dieser »Alles ist so super«-Welle, dass ich jegliche Ängste, Zweifel, Ambivalenzen, die mit der Schwangerschaft einhergingen, abblockte. Außerdem war ich komplett ahnungslos. Mit 29 Jahren war ich in meinem akademischen Umfeld vergleichsweise jung, um ein Kind zu bekommen, in meinem Freundeskreis hatte niemand welche. Ich war zudem so schnell schwanger geworden, dass ich noch gar nicht richtig angefangen hatte, mich zu informieren. Dass es so etwas wie das Wochenbett gibt und was das eigentlich ist, wurde mir daher erst im fünften Monat klar, als meine Therapiegruppe mit mir meine Babypause klären wollte. Ich war verwirrt, hatte ich doch geplant, direkt nach der Geburt wieder zu den Sitzungen zu erscheinen, dann eben mit der Babyschale unterm Arm. »Meinst du, du kriegst dein Kind im Vorbeigehen?«, fragte mich ein Mitpatient.

Nun, das dachte ich. Nicht nur mit den körperlichen Veränderungen des Mutterseins beschäftigte ich mich wenig, auch was es persönlich, mental, psychisch mit mir machen würde, fragte ich mich nicht. Ich war mir schon als Kind sicher gewesen, später mal Kinder zu wollen, hatte daran nie Zweifel. Jetzt bekam ich eins, das war Grund zur Freude, basta.

Es muss auch nicht jede werdende Mutter ewig darüber nachdenken, bei manchen Frauen fallen mit dem Kinderkriegen Puzzleteile ineinander, die stets zusammengehört haben. Bei mir war das nicht so, mir ging es eher so wie der Autorin Antonia Baum, die die Mutterschaft in ihrem Buch ›Stillleben‹ als einen krassen Unfall von Natur und Sozialisierung bezeichnet. Wie Baum bin ich Teil eines Milieus, in dem Frauen und Männer berufstätig sind, man hält sich für gebildet, modern und tolerant. Die Gleichberechtigung scheint (zumindest vor dem ersten Kind) selbstverständlich und reine Verhandlungssache. Dabei sind – und ich weiß, wirklich keine Neuigkeit – Schwangerschaft, Geburt und Wochenbett extrem körperliche Vorgänge für Frauen, sehr emotional auch, aber den Intellekt braucht man in der ersten Zeit wirklich gar nicht. Viele Frauen meiner Generation haben vor der Geburt ihres ersten Kindes Jahre in ihre Ausbildung investiert. Wir haben uns im Beruf reingehängt und uns an die Gleichung »große Anstrengung = gutes Ergebnis« gewöhnt. Genauso gingen viele von uns dann das Kapitel Familie an. Einfach alles richtig machen, dann wird schon alles klappen.

Über diese Haltung schreibt die US-Autorin Kim Brooks im Buch ›Small Animals‹: »Kinder sind keine Projekte. Zwischen Eltern und Kindern geht es nicht um Leistung, sondern um Beziehung.« Ehrgeizige und vernunftgesteuerte Mütter treffen also nun auf kleine Wesen, die sich null für all die klugen Gedanken und großen Leistungen interessieren und nur gehalten werden wollen. Getragen, genährt, beruhigt, bespiegelt. Puh.

Ich hielt das kaum aus und schaltete in den Aktionsmodus. Nur wenige Wochen nach der Geburt rannte ich zum Hebammentreff, meldete mich für diverse Krabbelkurse an, wo ich mir rasch Frauen mit Babys im gleichen Alter als Freundinnen suchte. Fortan war ich nur noch unterwegs, gemeinsame Spaziergänge, Babymassage, Kaffeetrinken mit den anderen Müttern. Ganz viel machen, in der Hoffnung, dass ich es dann schon auch richtig machte. Wenn ich heute so zurückschaue, sehe ich mich nur panisch mit dem Kinderwagen durch München rennen, als hätte ich Angst, beim Stehenbleiben mal etwas zu spüren. Wie zum Beispiel: Mir ist das zu viel. Ich habe Angst vor dem Baby, denn ich verstehe nicht, was es von mir will. Ich weiß nicht, ob ich das kann, dieses Mamasein.

Nun war es nicht so, dass wir unsere Kinderwagen nur über rosa Wolken geschoben hätten, natürlich jammerten und heulten wir uns gegenseitig voll. Unsere Babys schliefen nicht, tranken nicht, spuckten viel, zahnten, lagen irgendwie komisch, und wir waren deswegen besorgt und gestresst und unausgeschlafen und fix und fertig. Ganz normal. Dass man nicht mit strahlendem Teint, Größe 36 und stets voller Selbstvertrauen und bester Laune aus dem Kreißsaal springt, hat sich inzwischen herumgesprochen, junge Mütter dürfen weinen. Was sie nicht dürfen oder was zumindest ich mir nicht erlaubte, war, zu zweifeln. So unbedingt, wie ich hatte Mutter werden wollen, war es jetzt absolut verboten, diese Entscheidung rückblickend infrage zu stellen. Zumal da ja nun ein Kind war, das bei mir bleiben würde, egal wie sehr ich diese Motherhood nun regretten würde.

Die Regretting-Motherhood-Debatte war 2011 noch ein paar Jahre entfernt, und zu erklären, dass ich meine Mutterschaft tatsächlich bereue: so weit würde ich auch heute nicht gehen. Doch ziemlich viel von dem, was Frauen zu sein haben und tun müssen und wie sie sich fühlen sollen, wenn sie Mütter werden, gefällt mir nicht. Mareice

Kaiser hat diese Gefühle in ihrem Buch ›Das Unwohlsein der modernen Mutter‹ so zusammengefasst: »Ich liebe es, Mutter zu sein. Was ich nicht liebe, sind die Strukturen unserer Gesellschaft, die weder gemacht sind für Menschen mit Kindern noch für Kinder selbst.« Die gefühlten Ansprüche und die Strukturen abzulehnen, ohne gleichzeitig mein Kind abzulehnen, das habe ich damals emotional nicht hinbekommen. Die Mischung hatte ich (noch) nicht auf meiner emotionalen Farbpalette.

Deswegen jammerte ich an der Oberfläche, sagte immer gleich dazu, wie sehr ich mein Kind liebte und wie schön das Mamasein sei, und jammerte dann noch ein bisschen weiter. Die Farben wurden immer dunkler, und dann kam auch noch die Wolke. Dabei erzählte ich mir wacker selbst, dass es schon werden würde. Das Kind würde älter, es würde leichter werden.

Mein Mantra dieser Monate war »wenn erst, dann«. Wenn das Baby erst durchschlafen würde, dann würde es gehen. Wenn wir erst unsere Reise hinter uns hätten, dann wäre ich nicht mehr so gestresst. Wenn wir erst umgezogen wären, dann … Meiner Erfahrung nach sind zu viele »Wenn erst, dann«-Kreiselgedanken ein depressives Symptom. Im Leben ändert sich andauernd was, und irgendwas stimmt immer (noch) nicht. Wer das Leben und damit auch das Glücklichsein immer auf ein »Wenn erst, dann« in der Zukunft schiebt, dem fehlt die innere Erlaubnis dazu.

Die Reise und der Umzug. Zwei Dinge, in die ich mich in diesem Sommer hineinmanövrierte und die ich besser gelassen hätte, allein schon, weil so emotional wackelige

Phasen wie das erste Jahr mit dem ersten Kind einfach nicht der richtige Moment sind, große Unternehmungen zu planen oder weitreichende Entscheidungen zu treffen. Noch mal: Natürlich geht das für manche. Wer immer schon von einer Weltreise mit Säugling geträumt hat und der Typ dafür ist, ab dafür. Und wer immer schon wusste, dass eine Doppelhaushälfte im Vorort das einzig Wahre ist, die kann auch im achten Monat schwanger da hinziehen. Wer jedoch – wie ich – noch keinen Plan hat, wie das alles so sein wird als Mama, und wer noch kein gutes Gefühl dafür hat, wie sie auf lange Sicht leben will (Haus? Garten? Stadt? Land? Ausland? Festanstellung? Freiberuflich? Vollzeit? Teilzeit?), die sollte derartige Entscheidungen auf keinen Fall im Hormonstrudel von Schwangerschaft und Säuglingszeit übers Knie brechen, und erst recht nicht in einer depressiven Phase.

Ich tat genau das. Wir reisten im August nach Rom, mit dem Auto, mit einem vier Monate alten Baby, um eine Hochzeit von Freunden mitzufeiern. Die Reise war stressig. Im Nachhinein glaube ich, so schlimm war's gar nicht – aber ich war schon zu sehr mit den Nerven durch, so überhaupt nicht mehr bei mir, um irgendetwas genießen zu können. Eigentlich wollten wir die Heimfahrt für ein paar Tage Urlaub am Gardasee unterbrechen, aber dort bekam ich eine schwere Brustentzündung und brauchte Hilfe von einer kompetenten Hebamme. Den September verbrachte ich dann mit Kohlblättern und Quark auf den Brüsten im Bett. Im Oktober zogen wir um. Und mir ging es schlechter und schlechter, jeden Morgen saß mir ein Elefant auf der Brust. Den kannte ich schon, den Elefanten, von meiner depressiven Phase drei Jahre zuvor. Krankmelden, im Bett bleiben und über den Tod nachdenken ging aber dieses Mal nicht. Für mich war das Kind ein Grund, aufzustehen, dabei rutschte der Elefant von der Brust. Gut ging es mir trotzdem nicht, ich lief herum wie ferngesteuert. Selbst konnte ich nichts mehr essen, aber dem Baby ein Gläschen in der Mikrowelle aufzuwärmen schaffte ich. Ich wechselte auch Windeln, badete, trug und fuhr mein Kind spazieren. Ich spielte sogar mit Magdalena – beziehungsweise ich legte mich auf den Boden, während sie spielte.

Dabei grübelte ich darüber nach, wie ich es nur hatte wagen können, Mutter zu werden. Was für eine Hybris! Ich hatte schließlich vorher gewusst, wie es mir manchmal geht. Es ging mir schlechter als jemals zuvor, doch mein damaliger Psychiater war der Meinung, nichts für mich tun zu können, solange ich noch stillte. Um meine alten Antidepressiva wieder nehmen zu können, musste ich abstillen. Ich trank literweise Salbeitee, band meine Brüste ab und pumpte Milch, um sie in den Abfluss zu gießen. Die Hormonumstellung durch das abrupte Abstillen machte alles nur noch schlimmer, die Medikamente hatten nicht die geringste Chance gegen die Depression. Ich warf mir vor, ein Kind bekommen zu haben, zugleich liebte ich dieses Kind mehr als alles andere auf der Welt. Ein schwer auszuhaltendes Gefühlskuddelmuddel. Doch der Schatten der Depression hatte sich eh längst über alles drübergelegt, ich wollte das nur noch nicht sehen.

Die Oberärztin der Mutter-Kind-Klinik erkannte es sofort. Sie hatte zwar keinen Platz mehr frei, wollte mich aber keinesfalls wieder nach Hause fahren lassen. Kleidung sollte mein Mann bringen, die Oma das Baby mitnehmen, sie organisierte mir ein Bett in der Krisenstation.

Kaum dort angekommen, durfte ich nicht mehr raus. Selbst als meine Mutter mich bat, doch noch mal kurz mit zum Auto zu kommen, weil sie nicht wusste, wie man den Maxi-Cosi befestigte, sagten die Pfleger: nein. Ich habe keine Ahnung, wie meine Mutter mit meinem Kind nach Hause gekommen ist. Aber ich weiß noch, dass auf dem Stationsflur ein Wagen mit übrig gebliebenem Mittagessen stand. Apfelstrudel. Ich mag keine Süßspeisen. Ich aß drei Portionen. Sie blieben drin – wie auch jede weitere Nahrung, die ich von diesem Moment an zu mir nahm.

Das Essen in allen Psychiatrien, in denen ich je war, ist genauso wie Krankenhausessen anderswo, eher so mittel. Meine Theorie ist daher die: Die seltsamen Symptome meines Körpers – die Schmerzen, die Verdauungsprobleme, das Nicht-Essen-Können – waren Warnsirenen, die mich darauf aufmerksam machen wollten, dass in meiner Psyche etwas rein gar nicht in Ordnung war. Die Einweisung in die Psychiatrie bedeutete, dass ich mich nun mit Hilfe von Profis darum kümmern würde. Mein Körper konnte Ruhe geben.

Auf der Krisenstation blieb ich ein paar Tage, dann kam ich mit meinem Baby in die Mutter-Kind-Klinik. Meine Depressionen und das ständige Hin und Her zwischen Papa, Oma und Klinik schienen ihm nichts auszumachen. Magdalena ließ sich abstillen, akzeptierte klaglos Flasche und Brei und blieb ohne Probleme in der Kinderbetreuung der Klinik. Nebenbei lernte sie sitzen, krabbeln und durchschlafen. Sie war ein Bilderbuchbaby, und ich war die unfähigste Mutter der Welt. Ich wollte nicht mehr leben, nicht einmal für mein Kind, und jedes Mal, wenn ich das sagte, gaben mir die Krankenschwestern ein Beruhigungsmittel, das den Schmerz, die Angst und den Selbsthass innerhalb von Minuten aus meiner Brust kärcherte. Diese starke Wirkung machte mir nur noch mehr Angst.

Wie fühlen sich Depressionen an? Menschen, die ich nicht erschrecken will (meine Kinder zum Beispiel), würde ich so etwas sagen wie: Ich bin dann sehr traurig und kann nicht aufstehen. Das trifft es aber nicht ganz. Wer traurig ist, weil die Oma oder das geliebte Meerschweinchen gestorben ist, der fühlt etwas, einen ganz, ganz starken Schmerz in der Brust. Wenn ich depressiv bin, fühle ich mich zwar so ähnlich. Ich bin mir aber gleichzeitig sicher, dass dieser Schmerz nie mehr weggehen wird und dass ich dieses Gefühl verdient habe. Das ist kaum auszuhalten, weswegen meine Seele zwischendurch immer wieder ganz zumacht. Dann fühle ich diesen Schmerz nicht mehr. Aber auch sonst nichts mehr. Als wäre ich innen drin schon tot, so tot, wie ich es, wenn ich mir erlaube, etwas zu fühlen, wirklich sein will.

Die Ärzte suchten nach einer Langfristmedikation für mich. Es waren Tabletten darunter, die meinen Kiefer lähmten, bei anderen wurde mir schwindelig, oder ich musste mich übergeben. Zwischendurch machte ich wieder einen Ausflug auf »die Krise«, weil meine Todessehnsucht und ich an den S-Bahn-Gleisen spazieren waren. Wenn die so etwas mitbekommen in der Psychiatrie, machen sie gleich wieder die Tür zu. Die ohne Klinke.

Erkenntnis: In der Depression sollte man keine weitreichenden Entscheidungen treffen.

MALEN NACH ZAHLEN

WARUM ICH DIE DEPRESSION ZUNÄCHST NICHT BEMERKTE

Ich sitze im Keller unserer nagelneuen Wohnung, und mir laufen die Tränen übers Gesicht. Mit immer noch einem Stück Klopapier wische ich sie ab, rotze rein, doch es läuft weiter nach. Taschentücher habe ich nicht da, denn ich sitze zwischen siebzehn Umzugskartons auf dem grauen Linoleumboden des »Hobbyraums«, ein Wort, das ich einfach nur furchtbar finde, genau wie den Umzug und die ganze Wohnung. Aber das gestehe ich mir nicht ein, ich bin noch immer auf der Suche nach einem anderen Grund für meine Traurigkeit. Oben schleppen zwei Dutzend Freundinnen und Kollegen Umzugskartons und bauen Möbel auf, meine Schwiegermutter hat Leberkäse und Pizzasemmeln für alle gemacht, meine Mutter passt auf unsere Babytochter auf. Die Sonne scheint, die Wohnung ist hell und riesig, und ich sitze heulend im Keller. An mir schlackert eine Jeans Größe 38, obwohl ich sonst stabil in die 42 passe. Die Körbchen meines BHs sind fast leer, aber das sieht man nur, wenn ich sie aus Versehen eindrücke und sie sich – mangels Inhalt – nicht von selbst wieder ausdellen. Vor sechs Monaten habe ich ein Kind gekriegt, bei der Geburt wog ich 85,6 Kilo. Jetzt sind es noch 58.

Wie bin ich nur hier gelandet?

Die Wochen und Monate, bevor ich mich in die Psychiatrie einwies, hatte ich mir größte Mühe gegeben, meine schlechte Verfassung anders zu erklären als mit Depressionen. Und wie bei meinem angeblichen Heimweh als Schülerin auf Korsika machte ich andere Ursachen für meine Tränen, meine Langsamkeit, meine Unlust aus. Da gibt es schließlich immer was. Die Geburt des ersten Kindes ist eine lebensverändernde Phase, in der mit starken Gefühlen in alle Richtungen zu rechnen ist, dafür braucht frau nicht psychisch krank zu sein. Und ich fand einige Dinge, die nicht passten: Wir hatten noch keinen Krippenplatz, mein Freund hatte keine Festanstellung, die Wohnung war zu klein.

Ich begann einen Tunnelblick fürs Negative zu entwickeln. Der Kinderwagen war zu groß für den Aufzug, ständig mussten wir das Baby in der Tasche rauf und runter tragen. Das Bad hatte kein Fenster. Maxi-Cosi und Kinderwagentasche hatten nirgends Platz und standen immer im Weg. An dem Tag, an dem ich an der Matratze des Babybettchens einen Schimmelfleck entdeckte, war es ganz aus.

Wir mussten raus, sofort, das würde alles lösen (so stellte ich es mir zumindest vor). An einem Tag, an dem es mir mal wieder richtig schlecht ging, schauten wir uns eine Wohnung in Trudering an, am Stadtrand von München. Großer Garten, drei helle, riesige Zimmer, überall Fliesen oder Parkett, im Keller ein geräumiger Hobbyraum. Nach der Besichtigung fuhren wir ins PEP, um mir neue Klamotten zu kaufen, weil ich so abgenommen hatte. PEP steht für das Perlacher Einkaufszentrum, das war ganz in der Nähe der Wohnung, und wiederum ganz in der Nähe davon bin ich aufgewachsen. Im PEP habe ich als Teenager viele Nachmittage zwischen McDonald's, Pimkie und Bijou Brigitte verbracht, zwischen Selbsthass, Unsicherheit und dem wilden Wunsch, so zu sein wie alle anderen.

Schon allein das, die Tatsache, dass die nächste Einkaufsmöglichkeit erstens weit weg und zweitens ausgerechnet das Einkaufszentrum meiner Jugendjahre war, hätte mich eigentlich schreiend davonlaufen lassen müssen. Doch ich war so verzweifelt auf der Suche nach irgendetwas, mit dem ich mich besser fühlen würde, und gleichzeitig so entschlossen, nicht schon wieder psychisch krank zu sein, dass ich über alle Nachteile der Wohnung hinwegsah. Ich fragte nicht, wo die nächste U-Bahn-Station war, die nächste Post, der nächste Bankautomat. Wie mein Arbeitsweg aussehen würde, wenn ich nach der Elternzeit zurück ins Büro ging. Und, ganz nebenbei, ob uns eine Drei-Zimmer-Wohnung eigentlich langfristig weiterbringen würde, wo wir doch mehr als ein Kind wollten.

Jemand anders stellte mir diese Fragen leider auch nicht. Denn ausgerechnet in dieser Zeit, als wir uns eher unüberlegt für diesen Umzug entschieden, war meine Mutter mehrere Wochen im Urlaub, meine beste Freundin Veronika ebenso, und meine Therapiegruppe machte Sommerpause. Das wären die Menschen gewesen, die mich normalerweise gespiegelt hätten und mir vielleicht so etwas wie »Ich bin mir nicht sicher, ob du das wirklich willst« gesagt hätten.

So hatte ich nur meinen Mann Matthias, um mich über die Wohnung auszutauschen, und er hatte genau wie ich den dringenden Wunsch, irgendetwas zu finden, damit es mir schnell besser ging – und genau wie ich die irrationale Hoffnung, dass mein Zustand etwas anderes als eine

Depression war. Ich glaube, daraus haben wir beide wirklich gelernt. Wenn es mir heute nicht gut geht, frage ich ihn schnell: Was meinst du, ist das noch schlechte Laune oder schon wieder eine Depression? Und er antwortet ehrlich, schickt mich im Zweifel lieber einmal zu viel als einmal zu wenig zu meiner Psychiaterin. Damals aber wollten wir beide nicht wahrhaben, was längst offensichtlich war, und suchten stattdessen verzweifelt und hektisch nach einer Veränderung, mit der alles wieder gut werden sollte. Wir unterschrieben den Mietvertrag, woraufhin ich neue Themen hatte, mit denen ich mich stressen und über die ich mich aufregen konnte. Nachmieter finden, Umzug organisieren, neue Möbel besorgen und und und. Alles davon klappte irgendwie, nichts davon linderte meine innere Unruhe und Verzweiflung.

Ich nahm immer weiter ab, hatte Schmerzen und Verdauungsprobleme, ging deswegen andauernd zum Arzt, und schon der Fußweg dahin fühlte sich komisch an. Normalerweise bin ich recht flott unterwegs, damals ging ich so langsam, dass mich ältere Damen mit ihrem Rollator überholten. Wenn ich das merkte und versuchte, zu beschleunigen, konnte ich es nicht. Meine Beine machten nicht mit.

Für mich ist das eine wichtige Erkenntnis aus dieser Zeit: Psychische Krankheiten können sich hinter so gut wie jedem vorstellbaren Symptom verstecken. Dass chronische Schmerzen ein Hinweis sein können, wusste ich zu dem Zeitpunkt bereits. Meine extrem verlangsamten Bewegungen, die Gewichtsabnahme, die Verdauungsstörungen hingegen ließen keine Alarmglocken läuten, zumindest nicht bei mir.

Als im Herbst meine Gruppentherapie wieder startete,

merkten meine Mitpatientinnen und -patienten schnell, dass etwas ganz und gar nicht stimmte. Mit ihrer Hilfe erkannte ich auch was – zumindest teilweise. Vielleicht ein paar Sätze zu »meiner Gruppe«, wie ich sie viele Jahre lang nannte: Zweimal die Woche trafen wir, zwölf Patientinnen und Patienten und zwei Therapeutinnen, uns für je eineinhalb Stunden Sitzung. Es war eine eher alternativ angehauchte, psychoanalytische Herangehensweise, »psychodynamisch« nennt sich die von Günter Ammon begründete Therapierichtung, die äußerst umstritten ist. Das wusste ich aber zunächst nicht, und später war es mir dann egal. In dieser psychoanalytischen Welt war nichts jemals einfach so, wie es war. Selbst wer wegen einer kaputten S-Bahn zu spät zur Sitzung kam, am Wochenende mit einem Magen-Darm-Infekt flachlag oder einen Streit mit der Nachbarin hatte, musste sich fragen lassen, was das mit ihm oder ihr selbst zu tun hatte. Im Zweifel lag die Wurzel allen Übels immer in der Kindheit, und man konnte dann eine Münze werfen, wer der oder die Schuldige war: Mutter oder Vater? Rationale Erklärungen oder gar ein achselzuckendes »So ist es eben« waren in jedem Fall die falsche Antwort.

Inzwischen sehe ich vieles davon kritisch. Für mich als jemand, der immer viel zu stark dazu neigte, alles rational wegzuargumentieren und auf die eigenen Emotionen kaum zu hören, war es jedoch die genau richtige Therapiemethode, zumindest für eine Zeit.

Dass es mir in diesem Herbst so fürchterlich schlecht ging, lag nach Meinung der Gruppe nicht vor allem daran, dass ich ein Jahr vorher meine Antidepressiva abgesetzt hatte und wahrscheinlich auch deshalb mein Serotoninspiegel nicht mehr stimmte. Darüber sprachen wir nicht einmal. Stattdessen analysierten wir recht fleißig alle meine Ambivalenzen bezüglich meiner Mutterrolle, die Beziehung zu meiner eigenen Mutter und meinem Vater und vieles mehr. Manches davon schoss völlig übers Ziel hinaus. Doch bei anderen Themen stellte die Gruppe sehr treffende Fragen, wofür ich im Nachhinein dankbar bin. Und so erinnere ich mich gut an die Sitzung, in der eine Mitpatientin zu mir sagte: »Ich glaube, du willst nicht nach Trudering ziehen. Du willst das einfach nicht. Sag den Umzug ab.« Ich redete den Rest der Stunde dagegen an. Nicht nur dagegen, die Wohnung gar nicht wirklich zu wollen, sondern vor allem gegen den meiner Meinung nach ungeheuerlichen Vorschlag, jetzt noch alles rückgängig zu machen. Geht nicht, weil der Mietvertrag längst unterschrieben ist. Geht nicht wegen der Nachmieter, die in unsere alte Wohnung einziehen wollen. Geht nicht, weil wir schon ein Umzugsunternehmen beauftragt haben. Geht nicht, geht nicht, geht nicht – weil: geht nicht.

Ich suggerierte mir selbst, ich müsse der Wohnung und Trudering erst mal eine Chance geben, vielleicht wäre ja alles schöner als gedacht. Ich redete mir ein, dass vieles nur Gewöhnungssache sei. Schließlich wohnen viele Menschen nicht in Wurfweite eines Supermarkts, die fahren dann Auto und/oder organisieren ihren Haushalt so, dass sie nur einmal die Woche alle Besorgungen machen. Ich warf mir vor, eine verwöhnte Wohlstandstussi zu sein. München ist ein teures Pflaster, Wohnraum ist knapp, zahlreiche Menschen wären froh über die mir so verhasste Wohnung. Und so weiter und so fort.

Auf diese Weise behandelte ich meine Gefühle wie ein »Malen-nach-Zahlen«-Bild, als gäbe es eine allgemeingültige Vorlage dafür, wie sich das eigene Innere in einer bestimmten Lebenssituation anfühlen muss. Die Wohnung hat einen großen Garten, das muss ich gut finden. Der Umzug ist schon in drei Wochen, da darf ich gestresst sein. Hier steht 17, da muss rosa hin. Da ist eine 53, das ist schwarz. So kann man natürlich malen, ich erhielt als Kind oft »Malen nach Zahlen«-Kästen als Geschenk, und es entstehen dabei auch hübsche Bilder. Aber sie zeigen immer das Gleiche, egal, wer wann malt. Ich hatte als Grundschülerin eine Vorlage zweimal geschenkt bekommen, sie zeigte Enten im Schilf. Hätte ich einfach so zweimal ein Entenbild gemalt, es wären zwei völlig unterschiedliche Bilder geworden, ein anderer Tag, ein anderer Blick, andere Farben. Meine beiden »Malen nach Zahlen«-Bilder sind exakt gleich, schließlich gibt die Schablone vor, welche Farbe wohin kommt. Wer seine Emotionen so behandelt, suggeriert ein reiches Gefühlsleben nur. Anstatt hinzuspüren, was eigentlich los ist im eigenen Inneren, zeigt man das, von dem man glaubt, dass man es fühlen soll. Mir gab das damals einen weiteren Schubs in die Depression und brachte mich am Ende in die Psychiatrie.

Natürlich war die Wohnung nicht der Auslöser für meine Krise. Es kamen mehrere Dinge zusammen: Zum einen die Depressionen, die mich auch ohne speziellen Auslöser schon lange begleiteten und damals wieder akut wurden. Zum anderen die Entscheidung für eine Wohnung, in der ich nicht leben wollte und die mich unglücklich machte. Ersteres ist eine Krankheit. Das Zweite ist ein Gefühl. Ersteres muss – zumindest in meinem Fall – mit Medikamenten behandelt werden. Das andere braucht Zeit, Raum und dann unter Umständen eine Veränderung.

Das schreibt sich aber natürlich leichter hin, als es sich im eigenen Innenleben auseinanderhalten lässt. Psychische Krankheiten und negative Gefühle sind oft bis zur Unkenntlichkeit ineinander verwurstelt. Mir ging es schlecht, weil ich depressiv war. Doch ich verwechselte das mit Ängsten bezüglich meiner Mutterrolle und schlussfolgerte, dass sich etwas ändern müsse, um meine Stimmung zu verbessern. Wegen der Depressionen war ich jedoch kaum in der Lage, meine Bedürfnisse wahrzunehmen. Also fällte ich eine ungünstige Entscheidung, und alles wurde noch schlimmer.

In der Klinik bekam ich dann erst mal wieder Medikamente. Die richtigen zu finden, dauerte einige Wochen. Gleichzeitig ging es in den Therapiesitzungen so absurd viel um meine Wohnung, dass später im Entlassungsbrief stehen sollte, die Fixierung der Patientin auf ihre Wohnsituation habe »wahnhafte Züge«. Es war wirklich seltsam: In der Klinik war mein Zustand einigermaßen stabil. Auch außerhalb des Klinikgeländes Kaffee zu trinken, Freundinnen zu treffen oder sogar bei meinen Eltern zu übernachten war drin. (Ich war zu der Zeit schon nicht mehr auf der geschlossenen Station, deswegen durfte ich all das machen.) Doch fuhr ich in unsere eigene Wohnung nach Trudering, fühlte ich mich innerhalb von einer Viertelstunde so schlecht, dass ich die Notfall-Beruhigungstablette nehmen musste, die ich auf jeden Ausgang mitbekam.

Ich fand das damals lächerlich, und genau diese Selbstverachtung war ein weiteres Problem. Nicht nur, dass ich mich in Trudering nicht wohlfühlte – ich verbot mir auch noch strikt, das wahrzunehmen oder gar darauf zu reagieren. Die Wohnung war schließlich vollkommen in Ordnung. Ja, eine vom Wohnzimmer abgetrennte Küche, was ich persönlich unpraktisch finde. Ja, ein sinnlos großer und nur durchs Treppenhaus erreichbarer »Hobbyraum«. Ja, sie war ein bisschen ab vom Schuss. Ja, ja, ja, und so weiter. Aber ich verlangte von mir, mich an all das zu gewöhnen, und zwar ein bisschen plötzlich. Was würde denn der Vermieter von uns denken, wenn wir schon nach wenigen Wochen wieder kündigten?

Es brauchte zahlreiche therapeutische Gespräche, um mir all die Gedanken und Gefühle, die ich gerade beschrieben habe, zu erlauben. Denn darum geht es in erster Linie – nicht darum, sofort Kündigungsschreiben zu verfassen und den Umzugswagen zu bestellen. Sondern erst mal wahrzunehmen: Ich will das alles nicht. Das gefällt mir nicht.

Nach zwei Monaten wurde ich entlassen, mit neuen Medikamenten und mit der inneren Erlaubnis, mich in Trudering nicht besonders wohlzufühlen. Und voilà: Schon war es nicht mehr ganz so schlimm. Wir fingen trotzdem an, uns nach anderen Wohnungen umzusehen, und wurden rasch fündig. Ein paar Monate dauerte es natürlich trotzdem, und ich hielt es überraschend gut aus. Vielleicht lag das an den Medikamenten. Vielleicht ist eine unangenehme Situation viel leichter zu ertragen, wenn man nicht versucht, sich dazu zu zwingen, alles super zu finden.

Gefühle sind immer richtig. Immer. Und sie lassen sich nicht wegrationalisieren, nicht ignorieren. Wer Gefühle loswerden will, hat nur eine Möglichkeit: fühlen. In der Farbe zu malen, die einem gerade richtig vorkommt – egal welche Zahl einem Gesellschaft und eigene Glaubenssätze aufs »Malen nach Zahlen«-Blatt geschrieben haben.

Erkenntnis: Wer Gefühle loswerden will, muss sie fühlen.

NUR IN MEINEM KOPF

WORAN MAN DEPRESSIONEN ERKENNT

Doch wie und wo entstehen sie eigentlich, die schwarzen Wolken? Dass Depressionen eben einfach da sind, wird als Antwort selten akzeptiert. Im Zusammenhang mit psychischen Krankheiten stellen viele Leute sofort diese Fragen: Wo kommt das her? Was löst das aus? Wer ist dran schuld? Diese Fragen sind der größte Unterschied zwischen körperlichen und seelischen Krankheiten, holzschnittartig ausgedrückt: Wer Diabetes hat, sucht eine Behandlung. Wer Depressionen hat, will eine Erklärung. Man sucht Ursachen, vielleicht sogar einen Schuldigen.

Vielleicht liegt das daran, dass man körperliche Erkrankungen isoliert betrachten kann. Unser Bein und unseren Bauch können wir anfassen. Wenn innere Organe betroffen sind, gibt es wenigstens Röntgenbilder oder Blutwerte oder Ähnliches. Als Begründungen für die Malaise lassen wir dann »Veranlagung«, »ein Unfall« oder »irgendwo angesteckt« gelten. Wenn die Krankheit aber ausgerechnet das Organ betrifft, mit dem wir versuchen, sie zu verstehen, wird es schwierig. Ihr Gehirn glauben die meisten Menschen unter Kontrolle zu haben. Funktioniert das nicht wie gewünscht, denken sie daher, selbst daran schuld zu sein.

Dabei sind psychische Krankheiten immer – schreckliches Wort, ich weiß – multifaktoriell. Die meisten Experten verwenden das bio-psycho-soziale Modell. Demnach gibt es biologische Auslöser, die Gene zum Beispiel oder Hormone. Dann gibt es psychologische Faktoren, also eigene Einstellungen, Erwartungen, Gefühle, Gedanken. Und drittens spielt die Umwelt eine Rolle. Darunter fallen erlebte Traumata, die aktuelle Lebenssituation, Beziehungen und so weiter. Und dann sind diese Faktoren auch noch ganz unterschiedlich gewichtet, je nachdem, um welche Diagnose es sich handelt und um welche Person. Es ist fast nie möglich, alles so auseinanderzuklamüsern, dass man sagen könnte: Bei diesem Patienten ist die Depression genetisch bedingt, bei jener Patientin durch eine Missbrauchserfahrung ausgelöst, und bei der dritten Person liegt es an der autoritären Erziehung und einem schlechten Selbstbewusstsein.

Dass die Wurzel von psychischen Krankheiten immer in der frühen Kindheit zu finden sei, ist ein sehr verbreitetes Missverständnis, das die Beziehungen von Patienten zu ihrer Familie stark belasten kann. Mit zehn Jahren hatte ich eine schlimme Lungenentzündung, von der ich ein chronisches Asthma davontrug. Von da an musste ich ständig Atemübungen machen und Cortisonspray nehmen. Das war doof, sicher auch für meine Mutter, die einen unmotivierten Teenager dazu bringen musste, an die Übungen zu denken. Dass sie sich aber schuldig fühlte an meinem Asthma, das glaube ich nicht. Anders war das, als ich mit Anfang zwanzig zum ersten Mal begann, mich intensiver mit meiner Psyche zu beschäftigen.

Ich studierte damals in Mainz, war gerade von einem

Auslandsjahr aus den USA zurückgekehrt, und es ging mir nicht gut. Ich hatte andauernd Nacken- und Kopfschmerzen und Migräne, verließ mein hässliches Studentenzimmer oft tagelang nicht und ernährte mich entweder gar nicht oder von Spaghetti mit Pesto. Wenn ich rausging, spazierte ich zum Rhein und stellte mir vor, wie es wäre, von der Theodor-Heuss-Brücke zu springen. Heute, im Rückblick, würde ich sagen: Bestimmt war ich zu der Zeit depressiv. Damals erkannte ich das nicht. Meine niedergeschlagene Stimmung erklärte ich mir mit den ständigen Schmerzen, der quälenden Migräne. Wenn die endlich weg wäre, so dachte ich, dann würde es mir auch psychisch besser gehen. Wenn ich erst die Magisterarbeit abgeschlossen hätte, wäre ich nicht mehr so gestresst. Wenn ich erst einen Job gefunden hätte, dann hätte ich nicht mehr solche Zukunftsängste.

Wenn erst, dann – es war damals schon mein Erklärungsmodell.

Ich ließ mich in eine Schmerzklinik einweisen. Bei dem dreiwöchigen Aufenthalt machten wir Nordic Walking und Wassergymnastik, lernten einiges über Schmerzen und Stress und hatten nicht zuletzt auch – oh Schreck! – Psychotherapie. Für mich war es ganz neu, mit einer Psychotherapeutin zu reden. Ich hielt das gerade so aus, schließlich sprach ich mit ihr ja nicht, weil ich irgendwelche psychischen Probleme hatte. Sondern weil ich körperliche (!) Schmerzen hatte, so oft und so stark, dass mich das psychisch belastete. Nur so, quasi von hinten durch die Brust ins Auge, konnte ich es mir erlauben, mich professionellen Gesprächen über meine Gefühle langsam anzunähern.

Ich verstand zum allerersten Mal, was gemeint ist, wenn jemand sagt: »Ich glaube, deine Migräne ist psychisch.« Diesen und ähnliche Sätze hatte ich nämlich schon oft gehört und immer empört zurückgewiesen, weil ich ihn (miss)verstand als »Du bildest dir deine Migräne nur ein«. Für mich enthielt dieser Satz den Vorwurf, alle Probleme seien nur in meinem Kopf, und ich solle mal aufhören, so oder so oder so zu denken, dann würden die Schmerzen auch weggehen. Stattdessen bedeutet der Satz: Deine Schmerzen werden – unter anderem – von seelischen Belastungen ausgelöst. Und das war sicher richtig.

Ich wurde entlassen mit den Tipps, regelmäßig Ausdauersport und progressive Muskelentspannung zu machen und ab und zu bei der psychotherapeutischen Beratungsstelle meiner Universität vorbeizuschauen. Das tat ich auch. Mithilfe dieser Gespräche – mein Freund und ich nannten sie damals Psychobabbel, denn so richtig brachte ich das Wort »Therapie« noch nicht über die Lippen – fühlte ich mich so weit besser, dass ich es irgendwie schaffte, mich weiter durch mein Studium zu wurschteln. Gut ging es mir nicht.

Fünf bis zehn Sitzungen pro Person sind bei der psychotherapeutischen Studienberatung vorgesehen. Danach sollen die Studierenden, falls nötig, an ambulante Psychotherapeuten oder Psychiater verwiesen werden. Erst nach mehr als 25 Sitzungen und mehr als einem Jahr rang sich die Psychologin der Beratungsstelle dazu durch, auch mir dazu zu raten. Sie hatte zunächst gedacht, eine Handvoll Gespräche und der eine oder andere Buchtipp würden reichen, um mich wieder hinzukriegen.

Diese Erfahrung habe ich als Patientin oft gemacht. Erst

ging ich selbst nicht hin, weil ich dachte: Ach, ich hab doch gar nichts. In Klinik oder Praxis angekommen, dann der Schock: Ups, ich bin ein schwerer Fall. Die Ärztinnen und Therapeuten fragten oft: Warum kommen Sie jetzt erst? Doch dann waren sie immer sehr schnell sehr begeistert von meiner Therapiemotivation und prognostizierten mir eine rasche Besserung. Auch als Patientin bin ich eine Streberin, mache schneller, besser, engagierter mit als alle anderen, meine Therapeutinnen lieben mich. Zunächst – bis sich herausstellt, dass auch sie bei mir keine Wunderheilung hinbekommen. Was man alleine daran sieht, dass ich immer noch hier sitze, nicht gesund bin und es vielleicht auch nie sein werde.

Nachdem sich meine Schmerzen und in der Folge meine Depressionen (oder war es andersherum?) gegenüber dem verhaltenstherapeutischen Handwerkszeug der universitären Beratungsstelle als hartnäckig erwiesen hatten, landete ich zum ersten Mal in meinem Leben bei einem Psychiater. Der verschrieb mir – auch das ein erstes Mal in meinem Leben – ein Antidepressivum. Es half sehr gut, deswegen beschloss ich nach einem halben Jahr, es wieder abzusetzen, schließlich ging es mir ja gut. Diesen Fehler sollte ich in den kommenden Jahren noch ein paar Mal machen.

Doch warum habe ich überhaupt so lange gebraucht? Blicke ich heute zurück, sehe ich diese depressive Phase deutlich, genau wie ich krasse Verstimmungen bis hin zur Suizidalität schon mit 16, 17 Jahren erkenne. Warum habe ich nie bei Therapeuten Hilfe gesucht, warum bin ich nie zu einer Psychiaterin gegangen? Nun, wahrscheinlich, weil sich in meinem Kopf und in dem meiner Eltern dieselben Vorurteile und Missverständnisse eingenistet hatten, die auch heute noch sehr verbreitet sind in Bezug auf psychische Krankheiten. Ich fasse mal grob zusammen:

1. Es geht jedem mal schlecht, das ist noch keine Krankheit.
   (Stimmt. Aber wenn es jemandem über einen längeren Zeitraum und ohne ersichtlichen Grund schlecht geht, ist es vielleicht doch eine.)
2. Wer sich schlecht fühlt, muss mehr unter die Leute gehen/Sport machen/eine Entspannungstechnik lernen/gesünder essen/sich zusammenreißen.
   (Kann stimmen. Wer einfach nur schlechte Laune hat, kann sich mit oben genannten Dingen vielleicht aufheitern. Wer eine Depression hat, kann das nicht.)
3. Du hast doch alles (Geld, eine Partnerschaft, eine schöne Wohnung, gute Noten …), du hast keinen Grund, dich schlecht zu fühlen.
   (Stimmt. Und genau deswegen ist es eine Krankheit und kein »schlechtes Gefühl«. Eine Krankheit hat man, sie braucht keine Begründung.)
4. Deine Schmerzen haben psychische Ursachen beziehungsweise du hast eine psychische Krankheit. Anders gesagt: Es ist alles nur in deinem Kopf. Denk einfach positiver und entspann dich, dann geht das alles weg.
   (Diese Sätze suggerieren, dass man die Kontrolle über die eigenen Gedanken und Gefühle hat.
   Hat man aber nicht.)
5. Es kann nicht sein, dass du psychisch krank bist, du hattest eine schöne Kindheit, hast keine Traumata erlebt.
   (Noch mal: Eine psychische Krankheit hat oft keine

bestimmbare Ursache, manchmal nicht einmal einen akuten Auslöser.)

Ich glaube, dass es diese Sätze waren, die mir jahrelang, jahrzehntelang im Weg standen und verhinderten, dass ich mir psychiatrische und psychotherapeutische Hilfe suchte. Deswegen die vielen Umwege, die vielen Begriffs-Haarspaltereien. Schmerzklinik und Studienberatung statt Psychotherapie. Neurologie und Psychosomatik statt Psychiatrie. Ich näherte mich sehr langsam an, vor den echten Psycho-Wörtern hatte ich Angst (Psychosomatik ließ ich durchgehen, da steht Körper mit dabei). Und ich hatte das Gefühl, dass mir eine psychische Krankheit nicht zustünde. Alle mir damals bekannten Menschen, die in Therapie waren, hatten schlimme Dinge erlebt, zumindest waren die Eltern geschieden. Meine Eltern waren bis zum Tod meiner Mutter verheiratet, ich bin nie geschlagen oder missbraucht worden, habe keinen Krieg, keine Flucht, keine Gewalt und keine Vernachlässigung erlebt. Woher nehme ich das Recht, eine schwere Depression zu haben?

Mich hielt die Vorstellung, dass psychische Krankheiten eine Ursache in der frühen Kindheit haben müssen, am meisten davon ab, mir meine Symptome einzugestehen und Hilfe zu suchen. Sie fühlten sich für mich wie ein massiver Vorwurf an meine Eltern an, ein ausgestreckter Mittelfinger, ein gebrülltes »Und da seht ihr es, ihr habt alles falsch gemacht!«. Solche Sachen habe ich nie zu meinen Eltern gesagt, trotzdem glaube ich, dass auch meine Mutter meine Diagnosen zumindest anfangs genau so verstand und sich entsprechend schwer damit tat, sie zu akzeptieren.

Mein Vater wiederum hat selbst zwei schwere depressive Phasen durchgemacht, so schwer, dass er anfangs Probleme damit hatte, mein Erleben ebenfalls als Depression zu bezeichnen. Bei mir waren es schlechte Phasen, höchstens depressive Verstimmungen, es dauerte bei mir nie so lange wie bei ihm, dessen Depressionen jeweils mehrere Jahre anhielten. Ich glaube, das war zum Teil richtig und zum Teil Wunschdenken. Er wollte schlicht nicht, dass es mir so schlecht ging wie ihm. Bei mir kam natürlich trotzdem die Botschaft an, dass es nicht so richtig ernst zu nehmen war, was ich da erlebte.

Wie schlimm war es also wirklich? Was ist bei schlechter Laune anders als bei einer Depression? Und woran erkennt man den Unterschied?

Ich stelle diese Fragen dem Psychiater Thomas Pollmächer. Er muss das wissen, schließlich ist er Chefarzt am Klinikum Ingolstadt und außerdem Vorsitzender der DGPPN. Das steht für Deutsche Gesellschaft für Psychiatrie, Psychotherapie und Neurologie und ist der größte Fachverband der Psychiater in Deutschland. Doch auch er bestätigt mir, dass die Linie zwischen gesund und krank gerade bei Depressionen extrem schwer zu ziehen ist. Er sagt: »Viele klassische Symptome der Depression kennt jeder: im Antrieb gemindert zu sein, traurig zu sein, sich einsam zu fühlen, schlecht zu schlafen. Ab wann wir das als Krankheit bezeichnen, ist letztlich eine Konvention, auf die wir uns als Gesellschaft geeinigt haben. Diese Definition beinhaltet, dass mehrere Symptome über einen längeren Zeitraum vorhanden sein müssen. Aber das ist natürlich willkürlich. Wieso ist eine tiefe Traurigkeit bis Tag 14 normal und ab dem 15. eine Depression? Im

Wesentlichen wird die Grenze zwischen gesund und krank durch das individuelle Leid bestimmt und das Ausmaß der Hilfebedürftigkeit.«

Besonders objektivierbar klingt das für mich nicht, weswegen ich mir bis heute manchmal für meine Depressionen und für meine Schmerzen eine Art Schnelltest wünsche, wie es ihn für Schwangerschaften oder neuerdings für das Coronavirus gibt. Einmal auf einen Streifen pinkeln oder ein Stäbchen in die Nase schieben und draufgucken: depressiv, ja oder nein? Chronische Schmerzen, leicht, mittel, schwer? Das Ergebnis dann bitte als ein vom Laborchef abgestempeltes Dokument, mit dem ich wedeln kann, damit mir alle glauben.

Einen solchen Test wird es wohl nie geben, und ich glaube, das ist einer der Gründe für das Misstrauen, das psychisch Kranken oft entgegengebracht wird. Die ganze medizinische Diagnostik und in der Folge sämtliche Atteste basieren letztendlich auf Selbstauskünften. Selbst die standardisierten Fragebögen, die in Psychiatrie und Psychotherapie verwendet werden, können nie mehr sein als eine Annäherung. So kommt es zu dem Vorurteil, dass psychisch kranke Menschen quasi selbst entscheiden, wie schlecht es ihnen geht. Dem widerspricht Pollmächer aber entschieden und sagt: »Eine psychische Krankheit lässt sich weder nur von außen messen noch nur von innen. Um die Schwere festzustellen, braucht es das Zusammenspiel zwischen Patient und Arzt. Manchen Patienten muss man als Arzt sagen, dass sie schwer depressiv sind. Andere haben sich nur in eine kleine Einschlafstörung hineingesteigert und sind beruhigt, wenn man ihnen mitteilt, dass sie nichts Schlimmes haben.« Eine psychiatrische Diagnose ist demnach also immer eine Aushandlung zwischen Ärztin und Patient – auf der Basis der gesellschaftlichen Konvention, was als krank anzusehen ist.

Ich beantworte die psychiatrischen Fragebögen jedes Mal, wenn ich nicht weiß: Ist das nur schlechte Laune oder schon eine depressive Phase? Vergangenes Jahr habe ich mir dafür sogar eine App heruntergeladen, die mir drei Mal täglich die üblichen Fragen stellte:

Haben Sie gerade keinen Spaß an Dingen, die Ihnen sonst Freude bereiten? Ja.

Fühlen Sie sich gerade wertlos? Ja. (Nicht nur gerade, immer.)

Denken Sie an den Tod? Ja.

Haben diese Gedanken damit zu tun, dass Sie nicht mehr leben wollen? Ja.

Inzwischen habe ich die App wieder von meinem Handy geschmissen. Gerade in schlechten Phasen gelingt es mir nicht immer, die Fragen regelmäßig zu beantworten. Wenn doch, diagnostiziert mir mein Display meist eine schwere Depression, was mir mittlerweile selbst klar ist. Und vor allem nervt mich, dass nach meinen Antworten auf die letzten beiden Fragen ein Fenster aufpoppt und ein Chatbot mich vom Suizid abhalten will. Jaja, neinnein, mach ich nicht, und wo ist das verdammte x, um das Fenster wegzuklicken? Selbstliebe und Heilung und Suizidprävention per App: Das ist eine schöne Idee, aber bei mir funktioniert das nicht.

»Du bist gut, so wie du bist«, das ist ein Gedanke, den ich aus meinem eigenen Inneren schlicht nicht kenne. Ich finde mich nicht gut, so wie ich bin, und ich fand mich auch noch nie gut, so wie ich bin. Zumindest nicht, seit ich mich erinnern kann. Meine Mutter hat früher gerne von mir als selbstbewusstem Kindergartenkind erzählt. Als pummelige Vierjährige war ich so stolz darauf, alle Strophen des Klöpferles-Lieds auswendig zu können, dass ich auf der Weihnachtsfeier des Sportvereins zum Moderator tappte, weil ich es gerne vorsingen wollte. Er hob mich auf einen Stuhl, gab mir das Mikro, und die Mitglieder des Sportvereins Neuperlach kamen in den Genuss aller zwölf Strophen dieses bayerischen Adventsliedes.

Ich weiß nicht, ob das ein Beleg für Selbstbewusstsein ist. Auf Bühnen sprechen, Seminare geben, in Konferenzen meine Meinung sagen, das kann ich alles und konnte es eigentlich immer. Doch dieses scheinbar selbstbewusste »Frau Lehrerin, ich weiß was!«, der ständige Versuch, Anerkennung durch öffentliche Auftritte, durch kluge Texte oder witzige Social-Media-Posts zu bekommen, ist vielleicht nur mein Weg, mein ziemlich schlechtes Selbstbewusstsein zu kaschieren. Ich glaube, oft sind die Menschen, die selbstbewusst wirken, weil sie nach vorne gehen, viel reden, performen, eigentlich die, die so gar nicht in sich ruhen und deswegen die Anerkennung von außen brauchen.

Viele Menschen kennen das Gefühl, das, was sie täglich tun, gar nicht wirklich zu können. Impostor-Syndrom heißt es, man hat es selbst bei Tätigkeiten, die man schon hundert, tausend Mal erfolgreich erledigt hat. Dieses Gefühl habe ich oft. Es geht aber sogar noch eine Ebene tiefer: Ich zweifle nicht nur daran, Dinge gut genug zu können. Ich zweifle auch daran, ob ich gut genug BIN.

In meiner eigenen Wahrnehmung bin immer nur so gut, wie mich die anderen finden. Ich komme trotzdem zurecht, weil ich mich anstrenge und die Rückmeldungen von außen überwiegend positiv sind. Meine Chefinnen und Chefs sind zufrieden mit mir, meine Texte haben gute Reichweiten, ich bekomme oft freundliche Leserpost. Ich habe Freundinnen, mag meine Nachbarn, liebe meinen Mann und meine Kinder, und ich werde zurückgeliebt und -gemocht. Das trägt mich durchs Leben, meistens. Doch selbst gehen kann ich nicht. Ich bin abhängig vom Urteil der anderen und nicht nur ein bisschen irritiert, wenn ich kritisiert oder abgelehnt werde. Es trifft mich im Innersten, und ich bin mir sofort sicher: Ich kann das nicht, ich habe alles falsch gemacht, ich bin nichts. Sogar nach inzwischen mehr als zwanzig Jahren im Journalismus weiß ich nicht, ob ich schreiben kann. Ich habe mehrere hundert Texte veröffentlicht und Preise damit gewonnen. Doch wenn ich einen Artikel abgebe, weiß ich nie, ob er etwas taugt. Erst wenn die Chefin »Passt so« sagt, wenn ein Kollege mich lobt, der Text veröffentlicht wird, gelesen wird und Lesermails eintrudeln, bin auch ich zufrieden.

Warum ich das hier schreibe? Weil ich vermute, dass dieser Mangel an Selbstwertgefühl unter allem liegt, die Wurzel der Depression ist, ja, vielleicht ist das die Depression. Vielleicht unterscheiden sich Depressive von Nicht-Depressiven dadurch, dass sie sich selbst ganz grundsätzlich nicht ausstehen können und das ganze Herumgelebe mit Familie, Freunden, Beruf und Hobbys manchmal nur eine Show ist, um das zu übertünchen.

Wobei ich hier gleich dazusagen möchte, dass dieses »ganze Herumgelebe« auch für mich und trotz Depression eine wirklich schöne Sache ist, meistens. Es ist nur recht wackelig. Es fühlt sich wie ein Seiltanz an. Wenn ich mich gut fühle, liegt das Seil auf der Erde, und ich balanciere drüber, es ist kaum schwieriger als auf festem Boden. Das sind die Momente, in denen ich denke: Läuft doch. Wie wäre es mit einem neuen Job? Einem dritten Kind? Vielleicht ein Buch schreiben? Voller Übermut tanze ich über mein Lebensseil, alles im Gleichgewicht, alles scheint machbar, und früher waren das die Momente, in denen ich umgezogen bin, eine Affäre angefangen oder zumindest die Medikamente abgesetzt habe. Heute weiß ich: Dann verliere ich den Boden. Und leicht ist Balancieren nur, wenn das Seil auf dem Boden liegt. In der Luft wird es wackelig, da braucht es viel innere Stabilität, um nicht zu fallen. Ich habe die nicht, ich brauche Halt und jemanden, der mir die Hand reicht. Das völlig in Ordnung zu finden, war vielleicht das Schwierigste von allem.

Erkenntnis: Depressionen lassen sich nicht vermessen.

SHUTDOWN

LEBEN MIT SCHMERZEN

Ich hatte schon in der Karibik Migräne, in Rom und in Valencia, auf Sardinien, auf Rhodos und in Südtirol, im Bayerischen Wald und an der Nordsee. Ich habe in unzähligen Hotelzimmern nach Rollläden, Vorhängen oder Fensterläden gesucht, um Sonnenschein und Geräusche so weit wie möglich auszusperren und dann in durchgelegenen Hotelbetten auf Besserung zu hoffen. Ich habe zu weiche, zu harte, zu große, zu kleine, zu steife und zu schlappe Kissen irgendwie in eine erträgliche Form zu klopfen versucht, damit sie meinen schmerzenden Nacken bestmöglich stützten, immer auf der Suche nach der einen Liegeposition, in der der Schmerz ein klein wenig erträglicher war. Es gab sie nicht. Es gibt sie nicht einmal in meinem eigenen Schlafzimmer, mit meinem eigenen Kissen und in meinem eigenen Bett.

Natürlich bekomme ich nicht nur im Urlaub Migräne. Aber auch und nicht wirklich seltener als im Alltag. Ein bisschen Entspannung, Meerblick oder Bergluft richten gegen meine Schmerzen nichts aus. Daher gibt es nicht die eine besonders schlimme Attacke, die ich hier in eindrücklichen Worten beschreiben könnte. Alle Anfälle der vergangenen Jahrzehnte schnurren zu einer einzigen Erinnerung zusammen: Ich liege im Bett, und mir tut der Kopf weh. Ein pochendes, pulsierendes Ei über der Schläfe, meistens rechts, selten links. Dazu kommen Kiefer- und Nackenschmerzen auf derselben Seite, so stark, dass ich nicht weiß, wie ich mich am besten positioniere. Auf die schmerzende Seite legen, damit Kissen und Matratze dagegendrücken? Oder auf die andere, damit ich einen kalten Lappen auf die Stirn und eine Wärmflasche auf den Nacken pressen kann? Dann nicht mehr wackeln, sondern bewegungslos warten. Darauf, dass die Tablette wirkt (manchmal), darauf, dass ich einschlafe (meistens), darauf, dass die Migräne weggeht (irgendwann immer). In der Toskana habe ich eine wirklich gute Pizza Capricciosa ins Klo gespuckt und sehe die Musterborte auf den Fliesen heute noch vor mir. In Neapel polterten die Vespas unten über das Kopfsteinpflaster, während oben in der Zimmerecke eine Spinne ihr Netz baute. Meine Freundin Vroni, mit der ich Süditalien bereiste, war unterdessen alleine unterwegs. Genau wie in Mexiko mein Mann Matthias, der alleine aufs Meer gucken und Tequila trinken musste. Ich lag im Bungalow und hatte Migräne.

Eine Attacke dauert im schlimmsten Fall drei Tage. Spätestens ab dem zweiten Tag kann ich nicht mehr schlafen, weil ich das ja nun schon mehr als 20 Stunden getan habe. Ich bin also wach, liege im Bett und spüre den Schmerz pochen, links oder rechts, niemals beidseitig, weswegen ich in dem Moment die Fantasie habe, ich könnte mir einfach die eine Seite abschneiden, ein halber Mensch ohne Schmerzen wäre doch besser als ein ganzer mit. Wenn die Migräne ganz schlimm ist, gesellen sich Suizidgedanken dazu. Dann wünsche ich mir den ganzen

Menschen weg, alles weg, damit nur der Schmerz endlich ein Ende nimmt.

Während eines Migräneanfalls bin ich extrem empfindlich, kann Licht, Lärm und Gerüche kaum ertragen. In Romanen gibt es manchmal die Figur der migränegeplagten Mutter, deren Kinder keine sein dürfen, sondern auf Zehenspitzen durchs Haus schleichen müssen. Den Impuls kann ich gut verstehen. Wenn mein Sohn die Spielzeugautos durch den Flur rasen und an meiner Schlafzimmertür bremsen lässt, rumms, fühlt sich das für mich an, als würde er sie mir gegen den Kopf werfen. Streiten sich die Kinder zwei Zimmer weiter, ist das für mich, als würden sie mir direkt ins Ohr brüllen. Ich sage nichts und halte das aus, schließlich leidet unser Familienleben schon genug darunter, dass ich so oft für Stunden oder gar Tage ausfalle wie ein Computer, der sich plötzlich aufgehängt hat. Gerade noch sieben Programme und 25 Tabs offen, und plötzlich dreht sich nur noch die Sanduhr, nichts geht mehr, außer auf den Ausknopf zu drücken, bis der Bildschirm schwarz wird. Shutdown.

Ein anderes Klischee ist die Frau, die sich mit einem gequälten »Ich habe Migräne« um ihre ehelichen Pflichten drückt. Spreche ich diesen Satz aus, lärmt in meinem Kopf sofort die Schlagersängerin Ireen Sheer los, die 1991 sang: »Und heut Abend / hab ich Kopfweh / wenn du sagst / komm doch her. Ich hab Migräne / weil ich mich sehne / ich will geliebt sein / ich will mehr.« Früher erzählte ich Leuten daher wirklich ungern, dass ich Migräne hatte, ich wollte mir das Unverständnis, das Augenrollen oder das Gekicher hinter meinem Rücken nicht antun.

Ich hatte schon als Kind Migräne, eigentlich seit ich das

Wort aussprechen kann. Als ich klein war, begannen die Attacken meistens nachmittags, und spätestens am nächsten Morgen war es wieder vorbei. Dafür musste ich mich damals immer übergeben, heute passiert das nur noch bei den allerschlimmsten Attacken. Da dreht sich mir dann im Wortsinne der Magen um, als würde mein Innerstes nach außen gestülpt und einfach ausgeleert, was drin ist. Enthält mein Magen nichts, spucke ich schwallweise Galle. Kurz bevor es so weit ist, ist mir so schlecht, dass ich den Schmerz kaum mehr spüre, da wünsche ich mir einfach nur, kotzen zu können, damit die Übelkeit weg ist. Habe ich das dann geschafft, sitze ich keuchend neben dem Klo und habe endlich wieder so richtig Kopfweh.

Normale Schmerzmittel wie Aspirin, Ibuprofen und Paracetamol helfen gegen Migräne wenig. Seit etwa 25 Jahren gibt es spezielle Migränemedikamente, sogenannte Triptane. Als ich die das erste Mal genommen habe, kam mir die Wirkung magisch vor. Schmerzmittel brauchen eine Weile, bis sie wirken. Oft verschwindet der Schmerz nicht komplett, sondern wird nur gelindert, außerdem muss man nach ein paar Stunden eine neue Tablette nehmen. Triptane wirken so schnell und vollständig, als hätte jemand mit einem kräftigen Ruck den Migräneschleier vom Gehirn gezogen. Manchmal fühlte ich mich direkt ein bisschen high nach der Einnahme, dachte aber lange, das sei nur Einbildung oder die große Freude darüber, dass mir diese Attacke erspart geblieben ist. Kürzlich habe ich dann gelernt, dass Triptane wirken, indem sie das Gehirn dazu bringen, alles gespeicherte Serotonin auf einmal auszuschütten. Glückshormongeballer gegen Migräne also, kein Wunder, dass ich mich gut fühlte. Aber auch leider der

Grund dafür, dass Triptane nicht mehrmals hintereinander funktionieren. Die Speicher brauchen Zeit, um sich wieder zu füllen.

Übrigens, kurze und wichtige Warnung für alle, die wie ich von Depressionen und Migräne betroffen sind: In den Packungsbeilagen der meisten Antidepressiva und von Triptanen steht, dass man die Einnahme nicht oder nur nach Rücksprache mit dem Arzt kombinieren darf. Frag also bitte unbedingt nach, wenn du wie ich verschiedene Präparate gleichzeitig nehmen möchtest.

Ich habe mehrere Jahre lang so viele Medikamente gegen meine Schmerzen geschluckt, Ibuprofen, Paracetamol und Triptane, abwechselnd und gleichzeitig, dass irgendwann überhaupt nichts mehr gewirkt hat. Zusätzlich zu allem anderen litt ich dann unter medikamenteninduziertem Kopfschmerz und musste einen Entzug machen. Seitdem versuche ich, meinen Tablettenkonsum im Rahmen zu halten. Mein Ziel: mit den 18 Triptanen, die mir meine Psychiaterin jedes Quartal verschreibt, hinzukommen. Ist aber schwierig. Wann immer ich ein leichtes Pochen in der Schläfe spüre, frage ich mich selbst: Wird das eine Migräne? Wird das eine schlimme Migräne? Soll ich etwas nehmen? Nein? Vielleicht jetzt? Später? Jetzt aber? Zu spät. Denn Triptane helfen am besten, wenn man sie direkt zu Beginn einer Migräneattacke einsetzt.

Bei chronischer Migräne werden diverse Medikamente prophylaktisch verabreicht, Betablocker, bestimmte Antidepressiva in sehr niedriger Dosierung, ein Antiepileptikum namens Topiramat. Wollte ich alles zunächst nicht. Täglich eine oder gar mehrere Tabletten zu schlucken, ohne akut Schmerzen zu haben, fand ich völlig übertrieben, für so krank hielt ich mich nicht. Und ob es nun an diesem Mindset lag oder die Mittel bei mir tatsächlich nichts bewirkten: Ich probierte sie auf jeden Fall alle nur sehr kurz aus und erzählte den behandelnden Ärzten dann immer: Bringt nichts.

Stattdessen suchte ich verzweifelt nach Gründen für meine Schmerzen – was im ersten Moment nicht falsch ist. Schmerz ist meistens ein Signal dafür, dass irgendetwas gerade nicht stimmt, Beispiel heiße Herdplatte: Wer sich die Finger verbrennt, spürt einen Schmerz und zieht die Hand weg. Auch viele unangenehme Empfindungen im Körper sind Warnsignale: Das Knie schmerzt, vielleicht ist was an den Bändern kaputt? Besser mal röntgen. Ständig Magenschmerzen? Könnte ein Geschwür sein. Kopfschmerzen sind jedoch in mehr als 99 Prozent der Fälle nur das, was sie sind: Schmerzen. Sie weisen extrem selten auf eine dahinter liegende Krankheit hin, meistens sind sie Symptom und Krankheit in einem. Durchgecheckt wurde ich trotzdem von Kopf bis Fuß, ich lag zwei Mal in der Röhre und wünschte mir fast, sie würden etwas finden – obwohl alles, was man theoretisch dort sehen könnte, schlimmer wäre als »nur« Migräne.

Weil die Migräneprophylaxen auch keinen durchschlagenden Erfolg brachten, als ich sie ein paar Jahre später mit mehr Geduld ausprobierte, ließ ich viel Geld bei Heilpraktikern, Homöopathinnen, Osteopathen und sogar einer Schamanin. Ich ließ mir Nadeln ins Ohr stechen und nahm Globuli. Ich ließ mir erzählen, welche Chakren bei mir blockiert sind und welche Nahrungsmittel ich besser meiden sollte (Gluten, Laktose, Eier, Zucker, Kernobst und Nachtschattengewächse – also irgendwie alles). Als ich dann Psychotherapie machte, begann ich bei jedem Ziepen im Körper nach dahinterliegenden Gründen zu schauen: Für welches Gefühl könnte das ein Symptom sein? Bei jeder Migräneattacke suchten wir in der Therapie nach Wut, Trauer, Trauma, nach irgendeinem Auslöser für den Schmerz, und klar, je genauer man hinschaut, desto wahrscheinlicher ist, dass man irgendetwas findet: Der Chef hat mich nicht richtig wertgeschätzt, ich muss eine Entscheidung fällen und kann es nicht, vielleicht hat zudem meine Mutter etwas Komisches gesagt. Doch diese Analysen veränderten leider gar nichts an meinen Schmerzen.

Natürlich können körperliche Symptome von seelischen Problemen herrühren. Auch die These, dass meine Migräne manchmal ein Zeichen unterdrückter Wut ist, ist nicht völlig falsch. Doch erstens bringt einen das Wissen darum auch nicht direkt weiter. Zweitens gibt es auch körperliche Symptome, die einfach nur körperliche Symptome sind. Und drittens hat der Körper mitsamt seinen Schmerzen und Symptomen wiederum eine Wirkung auf die Seele. Wie so oft ist alles miteinander verknüpft. Wer nur schwungvoll an einem Ende zerrt, anstatt alles vorsichtig aufzudröseln, zieht unter Umständen den Knoten noch fester.

Die Liste der möglichen Migränetrigger ist lang, und das meiste, was draufsteht, ist unvermeidbar. Gefühle, Konflikte, Bewegung, Ernährung, Wetter. Man könnte es zusammenfassen als: das Leben. Mir gefällt daher eine Metapher am besten, die ein Arzt in der Migräneklinik Königstein verwendete. Er verglich Migränepatienten mit einer Schüssel und alle Auslöser mit Wassergläsern. Eines nach dem anderen wird hineingeschüttet, irgendwann läuft die Schüssel über, und man bekommt Migräne. Das muss aber nicht heißen, dass das letzte Glas die relevante Ursache ist. Das Ziel für Menschen mit Migräne muss nicht sein, herauszufinden, was die Schüssel zum Überlaufen gebracht hat. Sondern den eigenen Wasserspiegel – also das Stresslevel – möglichst niedrig zu halten. Das ist allerdings wesentlich leichter hingeschrieben als umgesetzt.

Eine Zeit lang machte ich täglich progressive Muskelentspannung, später dann autogenes Training, noch später landete ich bei der Meditation. Weil Ausdauersport helfen soll, habe ich es schon mit Joggen, Schwimmen, Nordic Walking probiert. Alkohol trinke ich selten. Migräne hatte ich bis vor Kurzem trotzdem ständig. Die vergangenen 20 Jahre waren es im Monatsschnitt zehn Migränetage, mal etwas mehr, mal weniger, aber eine dauerhafte Verbesserung stellte sich nie ein.

Manchmal denke ich darüber nach, welcher Schmerz am schlimmsten ist. Eine heftige Migräneattacke? Eine depressive Phase? Der Geburtsschmerz? Wie lässt sich das eigentlich messen? In der Schmerzklinik mussten wir ein Schmerztagebuch führen und vier Mal am Tag auf einer Skala von 0 bis 10 markieren, wie groß der Schmerz gerade war. Die Level, auf denen wir uns bewegten, waren sehr unterschiedlich. Manche kreuzten andauernd 8, 9 oder 10 an, und ich wunderte mich darüber, warum sie nicht weinend in der Ecke lagen, wenn doch die Schmerzen so schlimm waren. Andere litten merklich, machten ihr Zeichen aber höchstens bei der 4. Ich erinnerte mich an meine Statistikseminare aus dem Politikstudium und fragte mich, wie die Ärztinnen und Therapeuten mit diesem Datensalat etwas anfangen sollten.

Nun, nicht, indem sie den Fragebogen von Patientin A mit dem Fragebogen von Patient B verglichen. Was wir da so ankreuzten, war völlig subjektiv, geprägt nicht nur davon, wie stark der Schmerz war, sondern auch von ganz anderen Dingen. Wer zum Beispiel zu Zurückhaltung erzogen wurde – bloß kein Drama machen! –, wird sich eher scheuen, eine 10 zu markieren. Andere haben gelernt, nur dann Beachtung und Hilfe zu erfahren, wenn sie ganz laut »Hallo, hier, mir geht's ganz schlecht!« schreien, und so wählten sie stets hohe Zahlen. Welcher Schmerz tatsächlich nicht mehr zu ertragen ist, das ist individuell unterschiedlich und lässt sich nicht (nur) per Fragebogen ausdrücken.

Ich selbst bewertete meine schlimmsten Migräneattacken mit der 7, etwas Höheres markierte ich nie. Dabei war Migräne durchaus der schlimmste Schmerz, den ich bis zu diesem Aufenthalt in der Schmerzklinik kannte. Aber ich hatte mich mal mit meinem Vater unterhalten, was für ihn der unerträglichste Schmerz sei und wie er seine Attacken einstufen würde. Über der 10 stand schließlich »schlimmster vorstellbarer Schmerz«. Da sagte er, dass eine Migräneattacke wahrscheinlich eine 4 wäre – denn wenn ihm jemand den Arm mit einer Kettensäge abschneiden würde, das wäre bestimmt schmerzhafter.

Keine Ahnung, in den Arm gesägt hat mir glücklicherweise noch niemand. Aber inzwischen habe ich zwei Mal ein Kind geboren. Dieser Schmerz, kurz bevor das Kind zur Welt kommt, wenn es mit seinem Kopf schon draußen ist, mit seinen Schultern aber noch im Becken steckt: Das ist für mich der größte vorstellbare körperliche Schmerz. Oder zumindest der stärkste Schmerz, den ich je am eigenen Leib erfahren habe (seelische Qualen sind noch mal etwas ganz anderes). Vor die Wahl gestellt, ob ich noch mal eine Geburt erleben oder eine Migräneattacke haben will, würde ich aber trotzdem Ersteres wählen. Geburtswehen haben die wunderbare Eigenschaft, zu kommen und zu gehen, dazwischen spürte ich nichts. Bei meiner ersten Geburt hatte ich in den Wehenpausen Zeit für eine kleine Runde Sudoku oder Mahjong, bevor die nächste Wehe heranrollte. 60 bis 90 Sekunden so etwas Ähnliches wie ein äußerst starker Menstruationsschmerz, dann wieder Pause. So ging das über Stunden, irgendwann fuhren wir in die Klinik, und ich veratmete die Wehen in der Badewanne, während ich Harry-Potter-Hörbücher hörte.

Eine Migräneattacke hingegen kommt ohne Ankündigung. Der Schmerz sitzt im Kopf, weswegen ich mich kaum von ihm distanzieren kann, und ich habe keine Ahnung, wie lange die Attacke dauert. Ist sie endlich weg, weiß ich nicht, wann der nächste Anfall kommt – mit etwas Pech schon morgen. Einen erkennbaren Sinn hat die Migräne nicht. Ich bin wütend, traurig, genervt, machtlos und verzweifelt. Ich verstehe einfach nicht, was das soll.

Ganz anders ist das natürlich bei der Geburt. Da weiß ich genau, wozu der Schmerz gut ist. Ich weiß auch mit absoluter Sicherheit, dass es nicht ewig dauern wird, und ich habe das Gefühl, selbst etwas tun zu können, mitbestimmen zu dürfen, wie das alles weiter vor sich geht. Der schlimmste Moment während der Geburt meines ersten Kindes war für mich daher der, als ich das kurz nicht durfte. Irgendwann wollte ich Schmerzmittel nehmen, dafür musste ich die Badewanne verlassen und mich hinlegen. Auf dem Rücken wurden die Schmerzen immer schlimmer, fast nicht mehr auszuhalten, bis ich mich durchsetzen konnte und wieder eine andere Position einnahm. Dann ging die letzte Phase der Geburt los, und es fühlte sich an, als würde ich vom Steiß bis zum Bauchnabel einfach aufreißen. Nach einer Dreiviertelstunde hatte ich meine winzige Tochter im Arm. Mein Körper ballerte Adrenalin und Glückshormone in einer Menge raus, dass mir die duschteppichgroße Binde in der Netzhose und die Tatsache, dass ich nicht alleine aufstehen konnte, vollkommen egal waren. In diesem Moment hatte ich das Gefühl, alles schaffen zu können.

Um also zur Frage zurückzukommen, welcher Schmerz mehr oder weniger erträglich ist: Zu wissen, warum etwas weh tut, ist ein großer Faktor. Bei unklaren Symptomen kann allein die Info einer Ärztin, was eigentlich los ist, schon die halbe Heilung sein. Genauso ist es mit der Dauer. Schmerz, der höchstwahrscheinlich demnächst vorbei ist, lässt sich leichter ertragen als einer, der immer da ist oder ständig wiederkommt. Im Ärztesprech heißt das Chronifizierung. Eine meiner Mitpatientinnen in der Schmerzklinik sagte einmal in einer dieser »Wir lernen, mit dem Schmerz umzugehen«-Runden: »Wie schaffen es nur andere Leute, mit solchen Kopfschmerzen klarzukommen? Die sind es ja nicht einmal gewohnt.« Die Antwort der Therapeutin hat uns damals alle total überrascht, und deswegen erzähle ich das hier: »Wer ständig Schmerzen hat, wird nicht robuster – sondern empfindlicher.«

Nachdem ich das zum ersten Mal gehört hatte, beobachtete ich es an mir selbst. Wenn ich morgens aufwachte, scannte ich meinen Körper auf Verspannungen. Vier Mal täglich trug ich mein Empfinden ins Schmerztagebuch ein und fragte mich: noch 4? Schon 5? Das Pochen links neben der Schläfe, beginnt da eine Migräne? Natürlich nahm ich so meine Schmerzen intensiver wahr als jemand, den selten irgendetwas quält. Da Schmerzen aber eben das sind, was im Gehirn ankommt, nicht mehr und nicht weniger, wurde es durch dieses genaue Beobachten immer schlimmer. Dagegen tun konnte ich nichts.

Das ist ein weiterer Faktor bei der Schmerzwahrnehmung. Wer das Gefühl hat, den eigenen Schmerz zu verstehen und etwas dagegen tun zu können, fühlt sich weniger schlecht als jemand, der sich machtlos fühlt. Das ist die Idee hinter der Triggeranalyse, von der ich vorher berichtet habe. Durch das genaue Aufzeichnen von Schmerzen, Nahrungsmitteln, Tätigkeiten soll man herausfinden, was genau die Migräne verursacht, um diese Trigger dann künftig zu vermeiden. Bei mir funktionierte das nicht, mich verwirrte es nur. Egal, was ich zwischenzeitlich als Auslöser erkannte und so weit wie möglich aus meinem Leben entfernte – die Migräne blieb. Ich habe deswegen schon lange damit aufgehört. Zwar führe ich nach wie vor ein Migränetagebuch, inzwischen per App, trage da aber nur ein, wann ich Migräne habe, ob ich etwas eingenommen habe und welche Wirkung es hatte. Das muss sein, um den Überblick über meinen Medikamentenkonsum zu behalten und es zu bemerken, wenn es schlimmer oder besser wird.

Diese App zählte im Jahr 2020 mehr als tausend Migränestunden. Ein Jahr hat 8760 Stunden.

Den Screenshot dieser Auswertung postete ich Anfang 2021 auf Instagram, vollkommen verzweifelt. Klar, das Jahr 2020 war eine Katastrophe, nicht nur für mich. Pandemie, Lockdown, Schulschließungen, Homeoffice, Existenzsorgen, Angst vor Ansteckung. Stressig war es wohl für alle, doch Menschen sind mit unterschiedlich großer Widerstandsfähigkeit ausgestattet. Ich erlebte auch ohne Ausnahmesituation nur selten eine komplett migränefreie Woche. Im Corona-Jahr aber gab es Monate, in denen die schmerzfreien Tage die Minderheit waren. All das schrieb ich in den Jammerpost hinein und erwartete nur ein paar mitfühlende Emojis.

Doch eine Studienfreundin fragte mich per Direktnachricht, ob ich schon mal von Antikörperspritzen gehört hätte. Hatte ich nicht. Diese Spritzen, das ergoogelte ich mir, sind erst seit 2019 auf dem Markt und sehr teuer, weswegen Krankenkassen sie nur bezahlen, wenn bei dem Patienten oder der Patientin nichts anderes hilft. Es gibt auch noch nicht sehr viele Neurologen, die sich damit auskennen und diese Spritzen verabreichen. Ich fand aber einen, wartete ein paar Monate auf einen Termin und fuhr mit einem Stapel Papier bewaffnet in seine Praxis: dem Abschlussbericht der Schmerzklinik, dem von der Migräneklinik, die Schmerzstatistiken der vergangenen Monate als PDF aus der App heruntergeladen. Ich war darauf eingestellt, mir diese Spritzen erkämpfen zu müssen. Der Neurologe allerdings schaute nur kurz auf meine ganzen Zettel. Er kenne das, sagte er, alle seine Patientinnen kämen mit einer jahre- und jahrzehntelangen Leidensgeschichte (er verwendete die weibliche Form, bestimmt kein Zufall, die meisten Menschen mit Migräne sind Frauen). Wenige Tage später gab mir seine Angestellte die ersten beiden Spritzen. Seitdem bekomme ich alle vier Wochen eine weitere, inzwischen setze ich sie mir zu Hause selbst. Meine Migränehäufigkeit hat sich dadurch in etwa halbiert und die einzelnen Attacken sind leichter und kürzer.

Einige Monate später postete ich wieder meine Migränestatistik auf Instagram: sieben Migränetage, insgesamt 41 Migränestunden, vier Medikamenteneinnahmen. Ich versah den Post mit jubelnden Gifs, aber es verstand mich trotzdem nicht jeder. Mehrere Followerinnen schrieben mir mitfühlende Nachrichten und wünschten gute Besserung. Dabei sind diese Zahlen für mich geradezu fantastisch. Anderen Leuten mag das viel vorkommen – aber ich hatte in den vergangenen 20 Jahren nie so wenig Migräne wie derzeit.

Das hier hinzuschreiben, fühlt sich für mich riskant an. Schon oft habe ich mir eingebildet, meine Migräne nun verstanden, gar besiegt zu haben. Doch sobald ich auch nur kurz gedacht habe: »Das ist es, ich darf nicht X bzw. muss immer Y machen, dann bleibt die Migräne weg«, warf mich die nächste Attacke so um, dass ich mich weinend auf den Badezimmerfliesen wiederfand. Manchmal kommt mir die Migräne wie der allerzickigste Persönlichkeitsanteil von mir vor. Der Teil, der sich nicht verstehen lassen will, der einfach nicht funktionieren will. Und wann immer ich behauptete, jetzt die Lösung zu haben, haute mir die Migräne auf den Kopf und sagte: Nichts hast du.

Ich hoffe sehr, dass das übertriebenes magisches Denken ist und dass die Inhaltsstoffe der Spritzen trotz dieser nun auch noch gedruckten Sätze weiter so gut wirken wie im Moment. Meine beiden Krankheiten, die Depressionen und die Migräne, zeigen mir immer wieder, dass die Trennung zwischen Psyche und Körper künstlich ist – und mein Einfluss auf beides begrenzt. Das einzusehen und zu akzeptieren ist einer der wichtigsten Schritte im Kampf gegen die Schmerzen. Noch besser wäre es, den Kampf erst gar nicht aufzunehmen, schließlich wäre es ein Feldzug gegen sich selbst und einer, den man nicht gewinnen kann. Ich habe mir lange gewünscht, die Depressionen und die Migräne »in den Griff« zu bekommen. Das ist genauso utopisch wie der Wunsch, sein Leben in den Griff zu bekommen. Niemandem gelingt das, allen kann jederzeit etwas passieren, was sie aus der Balance bringt. Das Gleichgewicht lässt sich am besten halten, indem man selbst flexibel bleibt und statt nach hinten oder unten nach vorne blickt. Wir sollten daher lernen, Depressionen und andere psychische Krankheiten genauso anzunehmen wie Diabetes oder Asthma. Viel wichtiger als die Frage »Was hat das ausgelöst?« ist dann: »Was hilft mir jetzt?« und »Wie kann ich damit umgehen?«.

Erkenntnis: Schmerz ist, was im Gehirn ankommt.

WAS MAN GEGEN DEPRESSIONEN TUN KANN

FÜHLEN LERNEN, MALEN ÜBEN

WAS PSYCHOTHERAPIE KANN – UND WAS NICHT

Meine erste Therapeutin, nennen wir sie Frau Böll, war eigentlich noch gar keine. Sie befand sich in ihrer Ausbildung und arbeitete in der psychologischen Studienberatung der Universität Mainz. Zu ihr ging ich erstmals nach der Entlassung aus der Schmerzklinik. Es wurde ein Jahr daraus.

Frau Böll arbeitete verhaltenstherapeutisch. In ihrem Raum standen ein Regal, aus dem sie oft irgendein Buch zog, um mir ein paar Seiten zu kopieren, daneben ein Clipboard. Auf das malten wir Tortendiagramme zu meiner Belastungssituation und zeichneten die einzelnen Faktoren und ihre Prozentwerte ein (Uni 30 Prozent, Migräne 20 Prozent, neue Mitbewohnerin sieben Prozent). Ich bekam Hausaufgaben, musste bis zur folgenden Woche ein bestimmtes Buch lesen oder Arbeitsblätter ausfüllen, und wir erstellten Lernpläne, anhand deren ich mich durch die letzte Phase meines Studiums hangelte. Nichts davon war falsch, manches half mir sogar dabei, im Alltag zurechtzukommen. Doch trotz all der harten Arbeit fühlte ich mich auch nach einem Jahr noch kein bisschen besser, und Frau Böll riet mir, mich um eine ambulante Psychotherapie zu kümmern. Das tat ich, hatte nach langer Wartezeit ein paar probatorische Sitzungen hier und ein paar dort. Ob ich die Therapeutinnen mochte, kann ich heute nicht mehr sagen. Therapieplätze sind eine knappe Ressource, die meisten Praxen haben lange Wartelisten. Deswegen hatte ich das Gefühl, keine kritischen Gedanken zu den Therapeutinnen haben zu dürfen. Begeistert hat mich aber keine.

Falls ich hier schon einen Tipp geben darf: Ein halbes Jahr Wartezeit ist natürlich viel zu lang, wenn man in einer akuten depressiven Phase ist, womöglich gar suizidal. Geht es aber – wie damals bei mir – eher darum, langfristig zu lernen, mit der Depression klarzukommen, dann lieber ein paar Wochen länger auf die Therapeutin warten, mit der man wirklich gerne arbeiten will, als den freien Termin beim nächstbesten zu nehmen. Die ganze Nummer mit meinen Depressionen dauert schon lange, bald kann ich anfangen, in Jahrzehnten zu rechnen. Ein paar Monate hin oder her machen da wirklich nichts aus.

Aber gut, das sage ich jetzt. Im Rückblick. Damals hatte ich es eilig. Ich ging in die Therapie, wie man ein Auto in die Werkstatt bringt, und wollte so schnell wie möglich repariert werden, um danach auf denselben Straßen wie vorher herumzufahren. Bevor ich mich aber endgültig für eine Therapeutin entschied, war meine Zeit in Mainz vorbei. Ich zog für meinen Job nach München und hoffte dort erst mal, vielleicht gar kein »Psychobabbel« mehr zu brauchen.

Was natürlich vergeblich war, in München fühlte ich mich genauso schlecht. Einige Monate lang erklärte ich mir das wieder weg. Vielleicht war ich einfach gestresst, weil ich zum ersten Mal Vollzeit arbeitete? Vielleicht vermisste ich meinen Freund? Vielleicht hatte ich Angst, den Anforderungen des neuen Jobs nicht gewachsen zu sein? Nach einer Weile sah ich ein, wieder Hilfe zu brauchen. Um das ganze Prozedere mit Wartelisten und probatorischen Sitzungen zu überspringen, ging ich einfach zur Therapeutin meines Vaters, nennen wir sie hier Frau Darzi. Bei ihr, einer tiefenpsychologisch ausgebildeten Gesprächstherapeutin, weinte ich Stunde um Stunde in den Perserteppich, inzwischen fühlte ich mich wieder richtig schlecht. Doch als ich schluchzend zu ihr sagte: »Ich glaube, ich habe Depressionen«, wischte sie meine Selbstdiagnose weg. Ich sei so gut darin, meine Trauer auszudrücken, echte Depressive hingegen seien eher wie Steine und spürten nichts mehr.

Wenige Tage später wies ich mich daher selbst in eine psychiatrische Klinik ein. Meine Frauenärztin hatte sie mir empfohlen, eine kleine Klinik im Süden von München. »Schön im Grünen, da können Sie sich ein bisschen erholen«, sagte die Gynäkologin. Als Frau Darzi erfuhr, in welcher Klinik ich war, schlug sie die Hände über dem Kopf zusammen. »Sie sind bei den verrückten Psychodynamikern gelandet«, rief sie. Noch verzweifelter, als ich es eh schon war, fragte ich Frau Darzi, ob ich die Klinik wieder verlassen sollte. Sie antwortete mit einer Gegenfrage – und das ist die Frage, die ich mir heute immer noch stelle, wenn ich am Sinn meiner Therapie zweifle. Sie fragte mich, ob es in der Klinik eine oder mehrere Personen gäbe, die mir das Gefühl vermittelten, mir helfen zu können. Als ich nickte, sagte Frau Darzi: »Dann bleiben Sie.« Obwohl sie selbst von der Klinik und der dort vertretenen Fachrichtung nichts hielt.

Es gibt in jeder Psychiatrie gute und schlechte Ärzte, in jeder Fachrichtung arbeiten kompetente und weniger kompetente Therapeutinnen. Auf die Frage, welche Therapierichtung am wirksamsten ist, hat die Wissenschaft bis heute keine klare Antwort. Streng genommen ist nicht einmal zweifelsfrei belegt, dass Psychotherapie überhaupt eine Wirkung hat, egal nach welcher Methode. Nachgewiesen ist jedoch, wie wichtig eine gute Beziehung zwischen der behandelnden Therapeutin und dem Patienten für einen Behandlungserfolg ist. Falls du also gerade eine Therapie beginnen willst oder dich fragst, zu wem du gehen sollst, wäre mein Rat folgender: Lass dich von einer Person behandeln, die dir sympathisch ist und (fast noch wichtiger) die du für kompetent hältst. Ob diese Person eine Verhaltenstherapeutin, eine Tiefenpsychologin, eine Systemikerin oder eine Psychoanalytikerin ist, ist dabei eher nebensächlich – zumal Studien auch ergeben haben, dass Therapeutinnen sich in der Praxis oft weit von ihrem methodischen Handwerkszeug entfernen und eher eine Gesprächsführung aus dem Bauch heraus pflegen.

So geriet ich also 2008 in die dynamische Psychiatrie, weil meine Gynäkologin den Wald drumherum so schön fand und weil die Klinik das Wort Psychosomatik im Namen trug. Nur deshalb traute ich mich hin, in eine »echte« Psychiatrie wäre ich damals noch nicht gegangen. Manchmal spaziere ich heute noch in diesem Wald herum. Dann muss ich mich immer ein bisschen beherrschen, nicht in den Garten zu laufen und das Mosaik zu suchen, das ich damals in der sogenannten Milieutherapie auf eine Gehwegplatte eingelegt habe. Eine Schnecke in Regenbogenfarben. Wenn du willst, kannst du jetzt analysieren, was das bedeutet. Du kannst es aber auch lassen, denn vielleicht mag ich einfach nur Regenbögen (wer tut das nicht?). In der Klinik wurde mein Mosaik aber natürlich analysiert, genauso wie die Werke der anderen Patienten und sämtliche Gefühle und Konflikte, die bei unserem Projekt, den Gehweg neu zu pflastern, in und zwischen uns auftraten. So funktioniert Milieutherapie. Anders als in den meisten psychiatrischen Kliniken, in denen es oft so etwas wie Beschäftigungstherapie gibt oder Ergotherapie, war das Herzstück der dynamischen Psychiatrie »das Milieu«. Mit einer festen Gruppe Mitpatienten verbrachte ich jeden Vormittag, wir dachten uns Projekte aus, organisierten diese und setzten sie dann um (in unserem Fall eben: Gehweg pflastern). Das dabei stets entstehende Drama bildete dann den Stoff für die analytischen Gesprächstherapien am Nachmittag, und der Rückschluss auf die Herkunftsfamilie und auf Kindheitstraumata war meist schnell hergestellt. Viele meiner Mitpatientinnen hatten traumamäßig so einiges im Gepäck. Einmal las ich während der Kaffeepause in einem Magazin, dass Schätzungen zufolge jedes vierte Mädchen in der Kindheit sexuelle Gewalt erlebt. Ich konnte das nicht glauben und erzählte den Frauen, die gerade mit mir am Tisch saßen, davon. Alle fünf sagten: Überrascht mich gar nicht, ich wurde auch missbraucht. In den Gruppentherapien hörte ich Geschichten von Obdachlosigkeit, Drogensucht, Gewalt und Vernachlässigung.

Ich saß dazwischen mit meiner 80er-Jahre-Mittelklassen-Durchschnitts-Kindheit und erzählte, dass meine Mutter mich schief anschaut, wenn ich in meinem eigenen Haushalt Kaffee aus Tassen ohne Unterteller trinke und deswegen die schmutzigen Löffel einfach auf den Tisch lege. Also, dass ich zumindest das Gefühl habe. Ich erzählte, dass mein Vater nicht wollte, dass ich mir mit 13 Jahren die Haare abschnitt, und es deswegen für mich ein Riesenwagnis war, es schließlich zu tun. Und davon, dass meine Mutter extrem auf ihr Gewicht achtete und sich beim Abendessen oft nur eine Tasse Tee und keinen Teller hinstellte, um dann doch den halben Camembert zu essen. In der Psychoanalyse ist kein Detail zu banal, um ein großes Problem daraus zu machen. Jeden noch so winzigen Farbklecks meines Familiengemäldes begutachteten wir genau. Aus meiner Mutter wurde per gruppenanalytischer Ferndiagnose eine essgestörte, zwanghafte Perfektionistin, aus meinem Vater ein depressiver Workaholic. Zwischendurch kam tatsächlich der Vorschlag, ich solle den Kontakt zu meiner ach so dysfunktionalen Familie abbrechen.

Das tat ich nie. Aber ich habe mich in der Therapie ein paar Jahre sehr intensiv mit meiner Kindheit und der Beziehung zu meinen Eltern beschäftigt, immer auf der Suche nach Traumata, nach einer Erklärung für meine Depressionen. Ich drehte jeden Kieselstein in meiner Vergangenheit um, analysierte jede Erinnerung von damals und jeden Gesprächsfetzen von heute genauer als einst die Gedichte in meinem Deutsch-Abitur. Hatte ich schlimme Erlebnisse verdrängt? War das, was ich erfahren hatte, schlimmer, als ich dachte? Wer war an allem schuld?

Wer solche Fragen stellt, findet was. Selbstverständlich gab es in meiner Kindheit und Jugend und in der Beziehung zu meinen Eltern Missverständnisse und Streit. Bald nach meiner Geburt zogen meine Eltern nach München, alles war neu und ich ein Schreikind. Wer seinen inneren Analytiker aktivieren möchte, kann daher in meiner Mutter eine einsame, überforderte junge Frau sehen, die ihre Ängste nicht wahrnehmen wollte und deswegen auf das Kind übertrug. Vielleicht hatte Baby Barbara auch einfach Bauchweh.

In meiner Therapie gab es lange Phasen, in denen ich mit Mücken aus meiner Kindheit den Elefanten der Gegenwart begründete. Doch auch nach mehr als zehn Jahren Psychoanalyse habe ich in meiner Vergangenheit noch immer keinen eindeutigen Grund für chronische Schmerzen und Depressionen gefunden und bin der Meinung: Es gibt keinen. Ich habe das halt – genauso wie andere Menschen Allergien haben, Diabetes oder eine schiefe Hüfte.

Ja, Krieg, Gewalt, Missbrauch und andere traumatische Erlebnisse können psychische Störungen auslösen. Ereignisse wie eine Trennung der Eltern oder der Tod einer nahestehenden Person können dazu beitragen, dass eine Krankheit ausbricht. Doch allein die Tatsache, dass es auch Menschen gibt, die Derartiges überstehen, ohne zu erkranken, zeigt, dass jeder und jede unterschiedlich veranlagt ist.

Warum bin ich so, wie ich bin? Warum ist das alles so gekommen? Wer ist schuld? Mit diesen Fragen beschäftigen sich die Koryphäen der Entwicklungspsychologie Jay Belsky, Avshalom Caspi, Terrie Moffitt und Richie Poulton schon ihre ganze Karriere lang und haben ihre geballten Erkenntnisse kürzlich im Wälzer ›The Origins of You‹ zusammengefasst. Dabei stellen sie – eigentlich wenig überraschend – fest, dass sich aus der Persönlichkeit des Kindes die Persönlichkeit des Erwachsenen sehr gut vorhersagen lässt. Einfacher formuliert: Wer als Kind bestimmte Eigenschaften hat, hat sie wahrscheinlich auch später. Ich zum Beispiel bin eine recht ängstliche Skifahrerin und könnte dafür jetzt irgendwelchen Skilehrern und meinem Vater die Schuld geben, die sich über mich lustig machten, wenn ich minutenlang am Pistenrand stand und mich einfach nicht traute, mit ordentlich Schwung um die Kurve zu fahren. Doch schon diese Erinnerungen sind vermutlich mehr ein Ergebnis meiner Ängstlichkeit als ihre Ursache. Ich bin so. Menschen sind verschieden.

Das ist eine totale Binsenweisheit, die bei körperlichen Krankheiten auch kaum bezweifelt wird. Natürlich kann man zwei Menschen mit dem Coronavirus anhusten, und danach wird die eine schwer, der andere kaum krank. Oder wenn zwei Skifahrer den exakt gleichen Unfall bauen, kann es trotzdem sein, dass die eine mit blauen Flecken und der andere mit einer gebrochenen Hüfte herauskommt. Unsere Körper sind verschieden: unterschiedlich belastbar, unterschiedlich widerstandsfähig. Dasselbe gilt für unsere Seelen. Und deswegen sollten wir nicht aburteilen, wenn manche Frauen nach einer Scheidung Therapie brauchen, obwohl so was doch »normal« ist. Oder wenn jemand schwere Depressionen hat, obwohl sie eine glückliche Kindheit hatte. Oder wenn ein Kollege einen Burn-out hat, obwohl sein Job doch gar nicht stressig ist.

Doch halt, stopp, jetzt schreibe ich schon wieder über Ursachen und Gründe, obwohl ich eigentlich betonen wollte, dass es die nicht immer gibt. Manche Menschen haben eine psychische Krankheit einfach so, ohne irgendwelche versteckten dramatischen Auslöser in ihrer Vergangenheit oder Gegenwart. Und ich glaube, das ist bei mir der Fall. Wenn ich auf die vergangenen zwanzig Jahre meines Lebens zurückblicke, dann sehe ich längere psychisch stabile Phasen nur dann, wenn ich Medikamente genommen habe.

Waren die 15 Jahre Psychotherapie also umsonst, sollte ich meine Depressionen einfach mit allem behandeln, was die Chemie hergibt, und mir den ganzen »Psychobabbel«-Kram sparen? Natürlich nicht. Ich habe viele wertvolle Dinge von meinen Therapeutinnen und Mitpatienten gelernt, fast alles, was ich heute über Gefühle und Beziehungen zu wissen glaube, kommt daher. Wie wichtig Bindungen zu anderen Menschen für meine eigene psychische Gesundheit sind, ist eine der Erkenntnisse, die ich in der Therapie gewonnen habe. Ich dachte sehr lange, es ginge dabei nur um mich. Ich müsste mich besser verstehen, besser auf meine Bedürfnisse achten, dürfte mich nicht zu abhängig von anderen Menschen machen. Von den Psychodynamikern mit ihren Milieu- und Gruppentherapien lernte ich, dass ich nur mit und in Beziehung zu anderen gesund werden kann.

Jeder braucht jemanden, der ihm oder ihr zuhört, der spiegelt, auf unsere Ideen, Gefühle und Gedanken reagiert und beim Sortieren hilft. Eine gute Psychotherapeutin macht das. Freundinnen, Partner, Nachbarn, Kolleginnen machen das aber auch. Die Beziehungsgeflechte, in denen Menschen leben, waren früher wesentlich enger als heute, Familie, Kirche, Parteien, Vereine und Nachbarschaft hatten eine viel größere Bedeutung. Im Guten wie im Schlechten war man eng eingesponnen in diverse Beziehungsfäden. Das konnte auch sehr eng und stickig werden in diesem Kokon, keine Frage, weswegen es nicht nur schlecht ist, dass sich vieles gelockert hat. Die Anzahl der Menschen, die alleine leben, steigt stetig, zuletzt lag der Anteil von Single-Haushalten bei 42 Prozent. Umzüge für Studium, Ausbildung, Job zerreißen Freundschaften. Die Partnerschaft soll alles auffangen und kann es nicht. Deswegen zerbricht auch sie. Statt mit der Handballmannschaft trainiert man alleine im Fitnessstudio, statt in die Kirche zu gehen, meditiert man vor dem Yoga. Und wer sich heute in der Therapie regelmäßig Dinge von der Seele spricht, wäre vielleicht früher zur Beichte gegangen. Bei manchen hat sich der Beziehungskokon so sehr aufgelöst, dass sie kaum mehr einen Faden am Leib haben.

Bei mir war das auch so. Meine schlimmsten depressiven Phasen hatte ich 2005, 2008 und 2011. Gerade von meinem Auslandsjahr in den USA nach Mainz zurückgekehrt, hatte ich den Kontakt zu meinen Freundinnen und Kommilitonen völlig verloren, meine Familie war 450 Kilometer weit weg. Drei Jahre später lebte ich wieder in meiner Heimatstadt München. Für eine Stelle bei der ›Süddeutschen Zeitung‹ war ich zurückgekommen, arbeitete viel und nahm mir viel zu wenig Zeit für Beziehungen und Vergnügen. Wieder drei Jahre später war ich in Elternzeit, alle anderen aber tagsüber im Büro und abends Wein trinken. Ich fühlte mich einsam.

Einsamkeit ist nicht das Gleiche wie Depression, Einsamkeit alleine löst keine schweren Depressionen aus, und Gespräche mit Freunden können diese nicht heilen. Ich will keinesfalls therapeutische Arbeit mit Plaudereien unter Freundinnen oder gar Therapeuten mit Priestern gleichsetzen. Die Ausbildung zum Psychologischen Psychotherapeuten dauert in Deutschland nach dem Studienabschluss noch mehrere Jahre. Für Therapeutinnen, die ihre Arbeit ernst nehmen, ist diese anspruchsvoll und fordernd. Für Patientinnen meistens hilfreich und erhellend. Von Forderungen nach »Therapie für alle«, wie sie vor allem in sozialen Netzwerken häufig ertönen, halte ich dennoch gar nichts. Ich glaube, manche von denen, die zur Therapie gehen, bräuchten viel eher einen Freund (und vielleicht psychologische oder pädagogische Hilfe dabei, neue Kontakte zu knüpfen, falls ihnen das schwerfällt). Und andererseits finden viele psychisch schwer kranke Menschen niemanden, der sie behandelt. Psychiater Thomas Pollmächer zitiert Statistiken, wonach nur ein Drittel aller Depressiven von den Hilfsangeboten erreicht wird.

Therapieplätze sind eine knappe Ressource. 18 Millionen Menschen erfüllen innerhalb eines Jahres die Kriterien für eine psychische Krankheit, das ist jeder vierte Erwachsene. Wer eine ambulante Psychotherapie beginnen wollte, musste darauf im Jahr 2020 durchschnittlich 24 Wochen warten – also fast ein halbes Jahr. Doch wie das bei Durchschnittswerten so ist: Bei den einen geht es deutlich schneller, andere tauchen in der Statistik womöglich nicht einmal auf, weil sie zwar dringend Therapie bräuchten, sich aber gar nicht erst um einen Platz bemühen. Oder sie bemühen sich darum, bleiben aber nicht an der Sache dran und fallen deswegen lange vor dem Ende der 24 Wochen wieder von der Warteliste. Die Hürden, die zu überwinden sind, um da überhaupt erst mal draufzustehen, sind für manche Menschen zu hoch, und ich halte das für ein Problem.

Ich selbst habe es immer irgendwann geschafft, bei einer Therapeutin unterzukommen. Klar, auch für mich war es anstrengend und nervig, hier anzurufen und dort nachzufragen, probatorische Sitzungen zu absolvieren und so weiter. Aber es war machbar. Und wenn es mir so schlecht ging, dass ich es nicht mehr schaffte, dann hatte ich Menschen um mich herum, die mir halfen, meinen Partner, meine beste Freundin, meine Mutter. Die Therapeutin meines Vaters nahm mich damals sofort auf, ohne Wartezeit, weil sie uns schon kannte. Die Therapeutin danach arbeitete vor allem in der Klinik und behandelte kaum ambulante Patientinnen langfristig. Für mich machte sie eine Ausnahme. Das Gefühl, dass die Therapeutinnen und Ärztinnen mich ganz gerne behandeln, habe ich häufig. Selbst wenn ich gerade schwer krank bin, bin ich noch eine nette Patientin, komme in der Regel pünktlich und habe meinen Überweisungsschein oder die Krankenkassenkarte spätestens in der Woche darauf wirklich dabei. Genehmigt die Krankenkasse keine Sitzungen mehr, kann ich es mir leisten, privat weiter zu zahlen. Ich beschimpfe mein Gegenüber nicht, schreie nicht herum, stinke nicht, schlage niemanden, zünde nichts an. Ich bin eine sprachgewandte Akademikerin – meistens genau wie die Therapeutin, die mir gegenübersitzt. Wir leben in derselben Welt, wir verstehen uns.

Bei meinen beiden Aufenthalten in der Psychiatrie traf ich andere Leute. Menschen ohne Wohnung, ohne Freunde, ohne Geld, ohne Manieren. Dafür mit bipolarer Störung, dem Borderline-Syndrom oder einer Psychose. Sie hätten dringend eine Anschlusstherapie gebraucht. Aber zum einen waren sie weniger gut als ich in der Lage, sich drum zu kümmern. Zum anderen – aber das ist jetzt reine Spekulation – hatten die niedergelassenen Psychotherapeutinnen vielleicht für solche Patienten weniger gerne einen Platz frei.

Dass es generell viel zu wenig Kassensitze gibt, kommt

verschärfend hinzu. Die Zulassungen für Psychotherapeutinnen sind noch auf dem Niveau der Neunzigerjahre. Der Bedarf wächst aber stetig, nicht, weil wir immer verrückter werden, sondern weil das Stigma zurückgeht und sich immer mehr Betroffene Hilfe holen. Auch die Anzahl der ausgebildeten Psychotherapeutinnen steigt. Gesetzlich Versicherten bringt das aber wenig, weil nur Therapeuten mit Kassensitz sie behandeln dürfen. So entsteht eine absurde Situation: Auf der einen Seite gibt es Patientinnen ohne Therapeutin – auf der anderen Seite ausgebildete Psychotherapeuten ohne Patienten. Denn eine Kassenzulassung ist kein Qualitätssiegel, das möchte ich betonen, weil sie manchmal als solche missverstanden wird. Sie sagt lediglich aus, dass der Therapeut seine Rechnung bei einer gesetzlichen Krankenkasse einreichen darf. Psychologische Psychotherapeuten (ja, das heißt wirklich so) ohne Zulassung müssen ihr Auskommen mit Privatpatientinnen finden, als Coach arbeiten oder gleich den Beruf wechseln.

Im Netz wird deswegen oft nach mehr Kassensitzen geschrien, und die braucht es definitiv. Was es aber auch braucht, sind gute Ideen, wie die vorhandenen Ressourcen besser verteilt werden können, ohne weitere Hürden für Hilfesuchende aufzurichten. Gerade die, die am dringendsten einen Therapieplatz benötigen, fallen als Erste raus, wenn man weitere Prüfinstanzen in das überlastete System einbaut, sie brauchen niedrigschwellige Angebote.

Am anderen Ende des Spektrums hilft vielleicht auch ein etwas kritischerer Blick auf die Psychotherapie. Denn sie kann sehr vieles – aber bei Weitem nicht alles. Vor allem die analytisch geschulten Therapeutinnen, mit denen ich gearbeitet habe, taten manchmal so, als könne man mit genügend Willenskraft einfach alles lösen. 2008 in der Klinik analysierten wir zwei Monate lang meine Herkunftsfamilie, erst als es damit einfach nicht besser werden wollte, bekam ich Antidepressiva. Noch heute macht meine Therapeutin ein saures Gesicht, wenn ich ihr erzähle, dass meine Psychiaterin die Dosis erhöht hat, und sagt: »Ich würde Ihnen wünschen, dass Sie es irgendwann schaffen, diese Gefühle zuzulassen, anstatt sie immer wegzudrücken.« Vergangenes Jahr ließ ich mir die Gebärmutter operativ entfernen, weil ich unter heftigsten Menstruationsschmerzen litt. Meine Therapeutin ist der Meinung, dass eine positivere Einstellung zu meiner Weiblichkeit auch geholfen hätte. Selbst wenn sie damit recht hätte: Woher soll ich die denn auf die Schnelle nehmen?

Diese Therapiegläubigkeit suggeriert eine Kontrolle über den eigenen Geist, die eigenen Gedanken und Gefühle, die komplett unrealistisch ist. Wie soll man sich denn bitte Selbstvertrauen, Liebe, Kraft und Zuversicht in Kopf und Herz hexen? Es ist ein langer und anstrengender Weg, die eigenen Glaubenssätze zu hinterfragen und womöglich zu verändern (und es lohnt sich sehr oft, das zu tun. Ich bin ein großer Fan von Therapie und ein noch größerer von Selbstreflexion). Manches aber kann man gar nicht verändern, weil es zur eigenen Persönlichkeit gehört. Wer wie ich zur Melancholie, zum Zweifeln neigt, wird wohl nie zur Funken sprühenden Draufgängerin. Zu einer Freundin sagte ihre Therapeutin den schönen Satz: »Es wird Ihnen irgendwann besser gehen. Aber Sie werden nie ein bunter Schmetterling.« Eine gute Therapeutin.

Neben dem Irrglauben, dass Therapie quasi alles magisch verändern kann, gibt es noch die Vorstellung, mit Therapie könne man jedenfalls nix falsch machen. Lustigerweise findet man diese Ideen sogar manchmal bei denselben Leuten, dabei kann unmöglich beides stimmen. Entweder eine Methode ist wirksam, dann kann sie aber auch unerwünschte Wirkungen haben. Oder man kann damit nichts falsch machen, dann kann es aber auch nicht viel helfen. Beides gleichzeitig geht nicht.

Ich persönlich traue einer guten Psychotherapie nach wie vor vieles zu, habe aber auch gesehen, dass schlechte Therapie vieles zerstören kann. Mit den Geistern aus der Kindheit zu ringen ist sinnvoll, wenn die auch in der Gegenwart herumspuken. Ein tief schlafendes Monster der Vergangenheit nur um der Analyse willen aufzuwecken, halte ich für gefährlich.

Es wäre dennoch falsch, die Klinik, in der ich wegen des schönen Waldes drumherum landete, auf die Kaffeetassenanalyse zu reduzieren. Ich habe mich dort die meiste Zeit wohlgefühlt, hochinteressante Menschen kennengelernt, und ich habe außer den Medikamenten viele wertvolle Erkenntnisse mitgenommen. Doch man sollte sich von der Psychotherapie keine Heilung versprechen im Sinne von: Ich mache 25, 100, 300 Sitzungen, und danach bin ich psychisch komplett gesund und bleibe es für den Rest meines Lebens. Ich weiß nicht, ob viele Menschen mit dieser Einstellung in die Behandlung gehen, ich zumindest hatte diese Idee. Ich wollte die eine Erklärung finden, das eine Problem lösen und dann für immer meine Ruhe von dem Scheiß haben. Inzwischen glaube ich, dass man Psychotherapie eigentlich ganz gut mit Physiotherapie vergleichen kann, Kinder verwechseln das eh immer und können beides nicht aussprechen.

Zur Physiotherapie geht man wegen Rückenschmerzen oder wegen Knieproblemen, oft bekommt man dann etwas, was guttut und lindert (Rotlicht, Fango, eine Massage), danach trainiert man gemeinsam mit der Therapeutin, sie zeigt einem, welche Fehlhaltungen man einnimmt und welche Übungen helfen, um kräftiger zu werden. Nach einer bestimmten Anzahl an Terminen hört man mit der Physiotherapie wieder auf. Eine Garantie, nie wieder Knie- oder Rückenprobleme zu haben, ist das nicht. Sehr viele Menschen brauchen immer wieder wegen desselben Problems dieselbe Behandlung.

Bei der Seele ist das nicht anders. Man spricht mit einem – idealerweise klugen, sympathischen und zugewandten – Menschen über alles, was einen gerade belastet, nervt oder traurig macht, das tut dann schon mal gut. Dann versucht man, herauszufinden, warum einen das belastet/nervt/traurig macht, ob man vielleicht ungünstige Denkmuster oder Glaubenssätze hat und wo die herkommen. Und dann arbeitet man daran, diese Denkmuster aufzulösen und durch günstigere Glaubenssätze zu ersetzen. Klingt einfacher, als es ist. Und vor allem: Der Prozess ist nie komplett abgeschlossen.

Heißt natürlich nicht, dass man lebenslang Therapie machen muss. Aber möglicherweise hat man immer mal wieder Probleme, wenn die Seele Belastungen ausgesetzt ist, und man braucht immer mal wieder Unterstützung. Therapie ist – und glaub mir, ich habe mir das auch anders gewünscht – kein Quick Fix, keine Reparatur, nach der man so gut wie neu in sein altes Leben zurückkann. Es ist eher eine Art Gefühls- und Gedankengymnastik. Viele psychisch Kranke können nach ausreichend Sitzungen alleine weitermachen. Manche brauchen immer mal wieder eine neue Runde.

Erkenntnis: Therapie hilft. Aber nicht gegen alles.

KÜNSTLICHES LICHT

WAS PSYCHIATRIE KANN – UND WAS NICHT

An meine erste Tablette kann ich mich noch genau erinnern. Ich war neun Jahre alt, stand vor dem Nachtspeicherofen im Wohnzimmer meiner Oma, ließ mir die warme Luft unter das Nachthemd pusten und weinte, weil ich so eine schlimme Blasenentzündung hatte. Irgendwann fasste sich meine Mutter ein Herz und gab mir eine Paracetamol. Eine halbe. Ich hatte noch nie eine Tablette genommen, hatte keine Ahnung, wie das gehen sollte, und eine bröckelige Hälfte rutscht schlechter runter als eine ganze. Ich spüre die bitteren Brösel auf der Zunge heute noch. Ich konnte sie nicht schlucken.

So wuchs ich auf. Zu Tabletten griffen wir in unserer Familie nur im Notfall und halbierten sie auch lieber. Ich nahm meine Schmerz- und Migränetabletten daher mit schlechtem Gewissen und doch mit der Zeit immer mehr davon, zunächst ohne es zu merken. Als ich vor meinem Auslandsaufenthalt in den USA unsicher war, ob und wie ich meine Migränetabletten dort bekommen würde, überredete ich meine Ärztin, mir sieben Packungen auf einmal zu verschreiben. Eine Packung meines damaligen Präparats enthielt sieben Tabletten, sieben mal sieben macht 49, das sollte für etwas mehr als zehn Monate locker reichen, dachte ich. Es reichte nicht, weswegen ich in Washington lernen sollte, dass dort sieben Stück Sumatriptan 135 Dollar kosten (hier vielleicht auch, aber normalerweise zahlt die Kasse).

Gegen die Depression – die mein Psychiater damals noch Anpassungsstörung nannte, um die Aussichten auf eine Berufsunfähigkeitsversicherung nicht vollends zunichtezumachen – nahm ich 2006 erstmals täglich Medikamente. Denn trotz meiner ganzen Anstrengungen mit Frau Böll in der Beratungsstelle, der täglichen Entspannungsübungen und des regelmäßigen Ausdauersports ging es mir einfach nicht besser. Die Theodor-Heuss-Brücke, die sich von der Mainzer Innenstadt über den sich grüngrau dahinwalzenden Rhein spannt, flüsterte mir nach wie vor zu: Spring!

Ich weiß nicht, ob sich schon jemals jemand auf diese Weise umgebracht hat. Ich weiß auch nicht, ob das Stück der S-Bahn-Strecke, an dem ich nahe der Psychiatrie in Haar herumgelaufen bin, sich für einen Suizid eignet. Vielleicht sind da die Gleise überhaupt nicht zugänglich. Als Teenager stand ich einmal mit einem Freund auf einem Balkon und sinnierte laut darüber, wie es wäre, mich mit einem Sprung in die Tiefe umzubringen. Er lachte mich aus. Wir waren im zweiten Stock. Ich würde dabei gar nicht sterben.

Aber das war nie der Punkt, zumindest nicht für mich. Obwohl mich jahrelang und immer wieder Selbstmordgedanken quälten, einen Suizidversuch habe ich noch nie unternommen. Am nächsten dran war ich während meines Aufenthalts in Haar. Damals habe ich wirklich mein

Baby in der Absicht bei der Erzieherin abgegeben, nicht mehr wiederzukommen. So verstrickt war ich damals in meine Todessehnsucht und meine Depressionen, ich redete mir ein, dass selbst meine Tochter Magdalena ohne mich besser dran wäre. Ich war überzeugt davon, dass Matthias eine neue Partnerin finden würde, die dem Kind eine bessere Mutter sein würde, als ich es jemals sein könnte.

Darauf muss man erst mal kommen.

Ich ging dann zu den Gleisen, in tiefster Verzweiflung und mit einem Druck auf dem Herzen, der so unerträglich schmerzte, dass ich glaubte, ihm nur durch den Tod entkommen zu können. Eine S-Bahn nach der anderen fuhr vorbei, und ich rang mit mir. Sollte ich zum Bahnhof gehen und mich von dort aus auf die Gleise stürzen? Oder besser auf freier Fläche drauflegen? Ich war zu konfus, um irgendeine Entscheidung zu treffen, zu kraftlos, um irgendetwas aus meinem Überzeugungsgestrüpp in die Tat umzusetzen. Also ging ich zurück in die Klinik und erzählte der diensthabenden Pflegerin, wie ich mich fühlte. Woraufhin sie mir ein starkes Beruhigungsmittel gab und mich wieder in die geschlossene Station steckte. Mit meiner Einwilligung.

Vielleicht muss ich an dieser Stelle etwas über die Psychiatrie erklären, denn über diese Kliniken gibt es wenig Wissen und umso mehr Vorurteile. In der Öffentlichkeit wird eigentlich nur über sie gesprochen, wenn nach einem aufsehenerregenden Prozess der oder die Täter in »der Psychiatrie« landen. Dabei kommen Straftäter nach ihrer Verurteilung nie in »die Psychiatrie«, sondern in eine Klinik für forensische Psychiatrie, in der ausschließlich

Kriminelle mit psychiatrischen Störungen untergebracht werden und Menschen in Sicherheitsverwahrung. Die Angst, sich selbst mit seiner Depression oder Zwangsstörung in eine psychiatrische Klinik einzuweisen und dann in der Stationsküche auf Terroristen und Mörder zu treffen, ist daher unbegründet.

Das zweite Vorurteil ist, dass Psychiatrien wie Gefängnisse sind und Patientinnen und Patienten Sorge haben müssen, für immer weggesperrt zu werden. Und ja, solche Fälle gibt es, bekannt wurde zum Beispiel die Geschichte von Gustl Mollath. Er stand wegen mehrerer Delikte vor Gericht, ein Gutachter erklärte ihn für schuldunfähig, und er landete im Maßregelvollzug statt im Gefängnis. Später stellte sich heraus, dass sowohl Justiz als auch Psychiatrie in diesem Fall grobe Fehler gemacht hatten. Es war ein riesengroßer Skandal – und das sollte uns eigentlich eher beruhigen denn beunruhigen. Es bedeutet nämlich, dass solche Fälle die Ausnahme sind, nicht die Regel. Dass es oft anders wirkt, liegt an der Logik der Medien, die nun einmal eher über den einen entgleisten Zug berichten als über die zigtausend, die sicher ankommen. Während aber die meisten Menschen schon gelegentlich Bahn gefahren sind und wissen, dass die meisten ICEs in der Spur bleiben, kennen nur sehr wenige Leute eine Psychiatrie von innen. So entstehen falsche Bilder.

Damit jemand gegen seinen Willen auf eine geschlossene psychiatrische Station eingewiesen werden kann, muss Selbst- oder Fremdgefährdung vorliegen. Eine Richterin muss die Einweisung anordnen und regelmäßig überprüfen. Doch anders, als viele Menschen glauben, sind auch auf der geschlossenen Station die meisten Patienten freiwillig. Die Türen sind zu ihrem eigenen Schutz zu, jederzeit können sie die Behandlung wieder abbrechen. Natürlich würden dann alle Ärzte vehement protestieren und vielleicht sogar so etwas wie »Ich lasse Sie nicht gehen!« sagen. Aber einem Patienten, der eine lebensrettende Operation ablehnt oder eine Chemotherapie vorzeitig beenden will, würden sie das auch sagen. Am Ende entscheidet man meistens selbst, welche Medikamente und Therapien man annimmt und welche nicht – auch in der Psychiatrie.

Die ganz große Mehrheit der psychiatrischen Kliniken sind sowieso keine geschlossenen, sondern offene Häuser, die jeder, der weiß, wie man eine Türklinke betätigt, und der Fortbewegung mächtig ist, verlassen kann. Mag sein, dass man auf dem Gelände bleiben soll, zum Beispiel weil Behandlungen anstehen oder aus versicherungsrechtlichen Gründen. Aber das ist in Kliniken anderer Fachrichtungen genauso.

Als ich das erste Mal einen Psychiater aufsuchte, wusste ich das alles noch nicht, aber ein stationärer Aufenthalt stand auch nicht im Raum. Es ging darum, dass ich von nun an jeden Morgen eine blau-grüne Kapsel Duloxetin nehmen sollte, um die Schwere in meinem Kopf und insbesondere die Suizidgedanken zu vertreiben. Das taten sie auch, wenige Monate später fühlte ich mich wieder wie ich selbst – woraufhin ich die Medikamente absetzte und die schwarzen Gefühle zurückkehrten. Ich erklärte mir meine Niedergeschlagenheit mit allem Möglichen. Zwei meiner Großeltern starben kurz nacheinander, kein Wunder, dass ich traurig war. Ich arbeitete zum ersten Mal 40 Stunden die Woche, kein Wunder, dass ich so kaputt war. Und so weiter. Irgendwann fand ich mich dann doch in der psychiatrischen Klinik mit dem eigenwilligen therapeutischen Ansatz wieder. Mit Medikamenten waren die Ärzte dort wenig freigiebig, und mir kam das auch erst mal sehr entgegen. Ich erwartete von mir, es möglichst ohne Medikamente zu »schaffen«, und allein dieses Wort sagt schon sehr viel über meine Denkweise aus. Ich war der Meinung, Tabletten vermeiden zu können, wenn ich nur besonders engagiert Therapie machte, und die Therapeutinnen in dieser Klinik feuerten mich darin an. Medikamente bekam ich erst, als ich nach zwei Monaten Aufenthalt immer noch Suizidgedanken hatte. Wieder die blau-grünen Kapseln, die ich aus Mainz schon kannte, und wieder halfen sie gut.

Nach meiner Entlassung arbeitete ich weiter mit einer Therapeutin aus der Klinik, die gleichzeitig auch Psychiaterin war. In Absprache mit ihr setzte ich die Tabletten nach einem guten halben Jahr wieder ab. Einige Monate später ging es mir wieder ziemlich schlecht, und sie verschrieb mir das Medikament erneut. Als ich schwanger wurde, setzte ich es wieder ab. Falls du da jetzt ein Muster erkennst: Heute sehe ich es auch. Damals – noch nicht so richtig. Meine Ärztin allerdings hätte es meiner Meinung nach erkennen müssen. Im Nachhinein ist man immer schlauer, klar, aber wenn ich auf meine Medikamentenhistorie zurückschaue, denke ich mir: Wieso hat mir nicht spätestens beim dritten Mal jemand gesagt, dass ein erneutes Absetzen keine gute Idee ist? Wieso hat keine meiner Ärztinnen und keiner meiner Ärzte gewusst, dass es Antidepressiva gibt, die man unter bestimmten Umständen auch in der Schwangerschaft nehmen kann?

Inzwischen schlucke ich seit mehr als zehn Jahren täglich Medikamente, Psychopharmaka. Seitdem bin ich psychisch stabil. Davor war ich es nicht. Ich war viel zu lange viel zu medikamentenkritisch, wollte nichts prophylaktisch gegen meine Migräne nehmen, Psychopharmaka schon gleich gar nicht. Medikamente sind böse, die mit Psycho im Namen erst recht, die machen süchtig, verändern die Persönlichkeit, man wird zum Zombie – das waren so meine Gedanken, meine Ängste, und ich weiß, dass viele andere Menschen diese Ängste auch haben. Deswegen schreibe ich nun ein paar Absätze über Medikamente, möchte aber betonen, dass ich hier als Patientin schreibe. Ich bin keine Ärztin, keine Psychiaterin, ich kann dir nur erzählen, was ich genommen habe und wie es mir damit ging. Lauf also bitte nicht zu deiner Ärztin und sag, dass du das Gleiche willst. Was mir hilft, muss dir nicht helfen, ja, ein Medikament, das einmal half, kann später plötzlich nicht mehr wirken. Das kann passieren. Bei mir war es so. Suche dir deswegen eine Psychiaterin oder einen Psychiater, der bzw. dem du vertraust, und besprich das mit ihr oder ihm. Mein Tipp an der Stelle noch: Wenn du so jemanden gefunden hast – dann mach auch, was er oder sie dir rät. Bei der Psyche haben viele Patienten – ich auch – den Impuls, es besser zu wissen als die Ärztin, womit wir wieder bei der Kontrolle wären, die wir über den eigenen Kopf zu haben meinen. Ich habe meine Ärztinnen mehr als einmal dazu überredet, die Dosis zu verringern oder etwas abzusetzen, weil ich es schon so »schaffen« würde. Man stelle sich das mal bei körperlichen Erkrankungen vor: Nein, ich brauche keine sechs Wochen Chemotherapie, bei mir reichen vier, ich »schaffe« das.

Nein, gegen meine Lungenentzündung brauche ich kein Antibiotikum, ich »schaffe« das so. Quatsch? Ja, genau, Quatsch. Bei psychischen Erkrankungen auch.

Der Unterschied ist allerdings, dass die Mediziner bei vielen Erkrankungen mehr Daten heranziehen können als das, was die Patientin erzählt. Der Arzt sieht bei der Mammographie, wie groß die Knoten in der Brust sind, eine Lungenentzündung erkennt man auf dem Röntgenbild oder an den Blutwerten. Daraufhin werden den Patienten bestimmte Maßnahmen empfohlen, auch dann, wenn die selber der Meinung sind, dass es ihnen eigentlich ganz gut ginge. Bei einer psychischen Erkrankung haben Ärztinnen und Ärzte aber nur wenig Anhaltspunkte über das hinaus, was ihnen ihre Patientinnen und Patienten erzählen. Sage ich also zu meiner Psychiaterin, dass es mir gut geht und ich keine Tabletten mehr nehmen muss, dann muss sie mir zumindest den ersten Teil der Aussage schlicht glauben.

Ich habe jetzt ein paar Mal den Begriff Psychopharmaka verwendet, obwohl ich ihn unpräzise finde. Er wirft alle Medikamente, mit denen psychische Krankheiten behandelt werden, in einen Topf, und das funktioniert genauso wenig, wie wenn wir das bei körperlichen Krankheiten tun würden. Das Duloxetin, mit dem es begann, gehört zur Gruppe der Antidepressiva. Typisch für diese Medikamentengruppe ist, dass man die erste Tablette nimmt, und es passiert rein gar nichts. Bei der zweiten, dritten, vierten – nichts. Es dauert mehrere Wochen, bis eine Wirkung einsetzt, und geht so schleichend, dass weder Körper noch Geist den Zusammenhang mit den Medikamenten so richtig herstellen. Bei mir hat diese sehr langsame, kaum spürbare Wirkung dazu geführt, dass ich jahrelang den Medikamenten nicht so richtig den Effekt zuschrieb, den sie tatsächlich hatten. Denn natürlich änderte sich in den sechs bis neun Monaten, in denen ich sie nahm, auch etwas in meinem Leben, es ändert sich immer irgendwas. So fand ich alternative Gründe, die meine größere Belastbarkeit und hellere Stimmung erklärten, meiner Meinung nach besser als die blau-grünen Kapseln. Die ließ ich dann wieder weg, und das, obwohl ich sie gut vertrug.

Setzt man Antidepressiva ab, schleicht man sie üblicherweise aus, das heißt, man nimmt nicht von heute auf morgen keine mehr, sondern reduziert die tägliche Dosis langsam, bis man auf null ist. Zusammen mit der verzögerten Wirkweise dauert es mehrere Wochen, bis der Effekt des Absetzens spürbar wird. Da hatte ich dann schon fast vergessen, jemals etwas genommen zu haben, und erklärte mir die zunehmend niedergedrückte Stimmung anders. Weswegen es bei mir dann immer Monate brauchte, bis ich mir eingestand, wieder in einer depressiven Phase zu sein, und mir erneut Antidepressiva verschreiben ließ.

Nach der Geburt meiner Tochter ging es mir besonders schlecht, da halfen meine gewohnten Antidepressiva nicht mehr, und Magdalena und ich fanden uns in der Psychiatrie wieder. Alle Medikamente aufzuzählen, die ich dort genommen habe, würde den Rahmen sprengen, ich weiß es selbst auch gar nicht mehr. Es waren sehr viele, alle paar Tage bekam ich etwas anderes, aber immer dabei waren die winzigen, runden Tavor, sie sehen aus wie eine hellblaue Süßstofftablette. Tavor gehört zur Gruppe der Benzodiazepine, Beruhigungsmittel, die zu lange eingenommen abhängig machen und einen falsch dosiert in einen zombiehaften Zustand versetzen können. Ich hatte bei meinem ersten Klinikaufenthalt einige Mitpatienten, die eine Tavor-Sucht hinter sich hatten. Sie wussten, an welcher Ecke des Münchner Hauptbahnhofs man Benzos kaufen konnte, sie horteten die Tabletten und nahmen sie dann alle auf einmal. Meine Zimmergenossin wurde mit einem ganzen Federmäppchen voller Tabletten erwischt, mit dem Krankenwagen abgeholt und nach Haar auf die Geschlossene gesteckt, es war ein großes Drama. Zwei Tage später hatte sie sich selbst aber schon wieder entlassen und schrieb mir eine SMS vom Gardasee, so viel zum Thema, Psychiatrien seien wie Gefängnisse. Ein anderer Mitpatient war vorbestraft wegen Urkundenfälschung, er hatte seinem Hausarzt den Rezeptblock geklaut und sich dann selbst Tavor verschrieben. Vor seinem Aufenthalt in der netten Klinik im Wald war er in einer viel weniger netten Klinik auf Entzug.

Wegen solcher Geschichten hatte ich großen Respekt, um nicht zu sagen Angst, vor den Tavor. Ich nahm sie trotzdem, es ging mir so schlecht, dass es kaum eine andere Möglichkeit gab. Denn anders als Antidepressiva wirken Tavor sofort, sie waren das Beruhigungsmittel, das man mir verabreichte, wenn ich von Suizidgedanken sprach. War ich in der ungeliebten Wohnung in Trudering und bekam das Gefühl, es nicht auszuhalten, nahm ich meine Notfalltablette, und schon ging's. Tavor macht nicht high, nicht glücklich – es sorgte bei mir aber dafür, dass die schrecklichsten, unerträglichsten Gedanken und Gefühle nicht mehr spürbar waren. Plötzlich war alles halbwegs okay. Wenn man zuvor depressiv und suizidal war, ist halbwegs okay ein wundervoller Zustand.

Als Langfristmedikation sind Benzodiazepine nicht geeignet, deswegen suchten die Ärztinnen nach einem wirksamen Antidepressivum. Weil meine Depressionen so schwer waren und so nah an der Psychose, probierten sie auch Antipsychotika und Lithium aus. Lithium ist ein Salz, das – warum, können nicht einmal die forschenden Wissenschaftler so richtig erklären – antidepressiv wirkt und bei schweren Depressionen zusätzlich zu anderen Medikamenten gegeben wird. Mit einer Kombination aus diesen drei wurde ich schließlich entlassen. Ich suchte mir eine neue Psychiaterin, und sie war als erste Ärztin ehrlich zu mir. Frühestens in drei Jahren würde sie mit mir über das Absetzen von Medikamenten diskutieren, sagte sie. Toll fand ich das nicht. Aber ich war ihr dankbar für die Klarheit.

Die nächsten drei Jahre nahm ich also jeden Morgen und jeden Abend eine ganze Reihe weißer, gelber und rosafarbener Tabletten. Sie alle aus den Blistern zu drücken, teils zu halbieren und dann in der richtigen Kombination in den hellgrünen Medikamentendispenser zu sortieren, den ich mir für 5,99 Euro in der Drogerie gekauft hatte, wurde zu einem wöchentlichen Ritual. Zudem trank ich jeden Morgen ein Glas Flohsamenschalen mit Orangengeschmack, um meine Verdauung trotz all der Tabletten am Laufen zu halten. Ich hatte Tag und Nacht großen Durst und nahm 20 Kilo zu. Es war mir nicht egal, aber ich war so froh, nicht mehr depressiv zu sein, dass ich Verstopfung, Mundtrockenheit und Gewichtszunahme als geringeres Übel in Kauf nahm. Alle Psychopharmaka, die ich je genommen habe, hatten irgendwelche Nebenwirkungen. Fast immer dabei sind Mundtrockenheit, Gewichtszunahme und Verstopfung oder aber Gewichtsabnahme und Durchfälle. Auch mit dem Schlaf und der Libido machen viele Präparate irgendwas. Klar, hätte ich auch alles lieber nicht. Aber es ist das kleinere Übel. Lieber 100 Kilo und nie mehr Sex als wieder Depressionen.

2014 wollten mein Mann und ich ein zweites Kind, weswegen wir aufhörten, zu verhüten. Von meiner ersten Schwangerschaft her hatte ich noch die Information im Kopf, dass es reiche, die Tabletten abzusetzen, sobald ich schwanger sei. Als es so weit war und ich das meiner Psychiaterin erzählte, fiel die fast vom Stuhl. Mit Lithium schwanger zu werden, das sei sehr gefährlich. Da ich es nun aber schon war, blieb uns nichts anderes übrig, als ein bisschen was anzupassen und das Beste zu hoffen. Klappte leider nicht, ich hatte im fünften Monat eine Fehlgeburt. Ob das an den Psychopharmaka lag oder ob es auch einfach so passiert wäre, wird nie jemand wissen. Für mich spielt es inzwischen keine Rolle mehr. Ich würde mir nur sehr wünschen, dass alle Ärztinnen und Ärzte egal welcher Fachrichtung sich entweder selbst zum Thema Schwangerschaft fortbilden – oder zu Schwangeren ehrlich sagen, dass sie sich nicht auskennen, und sie weiterverweisen.

Vor meiner dritten Schwangerschaft stellten wir dann alles um, kein Lithium, kein Neuroleptikum mehr, dafür ein neues Antidepressivum beziehungsweise eigentlich ein recht altes. Medikamente, die offiziell für Schwangere zugelassen sind, gibt es kaum. In fast jeder Packungsbeilage steht, dass Schwangere und Stillende mit ihrem Arzt oder Apotheker über die Einnahme sprechen sollen. Oder dass es keine gesicherten Erkenntnisse darüber gibt, ob und wie der Wirkstoff auf den Embryo oder in die Muttermilch übergeht. Das liegt daran, dass medizinische Studien an Schwangeren und Stillenden ethisch problematisch sind und so gut wie nie durchgeführt werden. Bei etwa 90 Prozent der Medikamente, die auf dem Markt sind, gibt es daher keinerlei gesicherte Erkenntnisse über Risiken oder die richtige Dosierung für Schwangere und Stillende. Trotzdem benötigen die Frauen natürlich Medikamente, jede Zweite hat eine chronische Krankheit oder ein akutes Leiden während der Schwangerschaft. Seit Jahrzehnten werden die Daten solcher Schwangerschaften gesammelt, und auch wenn das etwas anderes als eine echte medizinische Studie ist, kann man nach mehreren zehntausend Erfahrungsberichten doch einigermaßen verlässlich sagen, welches Medikament mehr und welches weniger riskant ist. Es ist immer eine Abwägung: Alles abzusetzen ist schließlich auch nicht ganz ungefährlich, das habe ich selbst erlebt, und dieser Aspekt fällt bei der Diskussion um Medikamente in der Schwangerschaft viel zu oft hinten runter. Auch eine kranke Schwangere ist nicht gut für das werdende Kind. Meine Psychiaterin entschied daher, dass ich ein altbekanntes, lang erprobtes Antidepressivum nehmen sollte, und zwar durch die ganze Schwangerschaft, Geburt und Stillzeit hindurch. Abgesehen von hochgezogenen Augenbrauen und kritischen Nachfragen, wenn ich mal wieder »100 Milligramm Sertralin täglich« in irgendeinen Anamnesebogen schrieb – »Aber Sie sind doch schwanger!« –, verlief alles problemlos.

Tag für Tag nehme ich seitdem Psychopharmaka zu mir, und ich habe nicht vor, daran demnächst etwas zu ändern.

Ja, die Tabletten haben Nebenwirkungen, die körperlichen habe ich schon beschrieben. Was die Gefühle betrifft, scheinen sie bei mir neben den Depressionen generell die emotionalen Spitzen wegzunehmen. Ich bin nicht mehr andauernd abgrundtief traurig, weine nur noch selten. Auch in totale Euphorie gerate ich kaum – wobei das ja bei allen Menschen ein Ausnahmezustand ist. Das Licht ist einfach etwas heller aufgedreht, und immer öfter sind mir Dinge einfach egal. Das mag sich jetzt negativ anhören, ich finde es aber angenehm. Früher war ich eine Gefühlskugel, die von den anderen durchs Leben geflippert wurde. Ein falsches Wort konnte mich zum Heulen bringen, eine seltsame Reaktion tagelang irritieren. Eigene Fehler schleppte ich ewig mit mir rum, voller Überzeugung, jeder müsse mir mein Scheitern an der Stirn ablesen können. Und wenn ich wütend war, sagte ich nichts, sondern ärgerte mich im Stillen, redete mir ein, dass es keinen Grund für Ärger gäbe und ich ja auch eigentlich gar nicht wütend sei, und spätestens von diesem widersprüchlichen Gedankendurcheinander bekam ich dann Migräne.

Es heißt oft, dass psychisch Kranke erst mal Tabletten nehmen müssten, um überhaupt von Psychotherapie profitieren zu können. Dieser Satz stimmt sicher nicht für alle Menschen, für mich aber schon. Die Medikamente haben meine Persönlichkeit nicht verändert, nicht aus Trauer Freude oder aus Wut Gelassenheit gemacht. Sie verschaffen mir aber genug Stabilität und innere Ruhe, um Gefühle wahrnehmen zu können. Seit neun Jahren dreht sich meine therapeutische Arbeit kaum mehr darum, es endlich mal wieder ohne Medikamente und Therapie »zu schaffen«. Stattdessen versuchte ich, einen gesunden Umgang mit meinen Gefühlen zu erlernen, und den konnte ich in den kommenden Jahren gut gebrauchen.

Erkenntnis: Medikamente zu nehmen hat nichts mit Scheitern zu tun.

SCHAU MAL

WIE GEHT MAN MIT DEPRESSIVEN MENSCHEN UM?

An einem Samstagvormittag, mitten in einer schlimmen depressiven Phase, stand ich im Drogeriemarkt und war den Tränen nahe. Mein Shampoo war leer, schon seit Tagen, deswegen ging ich trotz der tonnenschweren Gewichte an meinen Füßen die 200 Meter zum nächsten Drogeriemarkt. Alle zehn Meter überlegte ich, ob ich es wohl schaffe oder nicht doch lieber umkehre und mich wieder ins Bett lege. Ich hielt durch – und stand dann vor einem vier Meter langen Shampooregal. Es gab mindestens 100, ach, 200 verschiedene Flaschen. Für sprödes Haar, für glanzloses Haar, für trockenes Haar. Naturkosmetik, herkömmliche Kosmetik, Markenprodukte. Eine Flasche für 99 Cent oder eine für 11,99 Euro. Eigentlich war es scheißegal, aber gerade deshalb konnte ich mich nicht entscheiden. Ich ging wieder nach Hause und zog mir die Bettdecke über die ungewaschenen Haare.

An einem anderen Samstag, in einer anderen, mindestens genauso schlimmen depressiven Phase, stand ich auf dem Gipfel des Herzogstands. Das ist einer der Münchner Hausberge, 1700 Meter hoch. Dabei hätte ich auch an diesem Tag am liebsten das Bett nicht verlassen. Meine

Freundin Vroni hatte mich überredet, sie tut das manchmal, indem sie mir gar keine richtige Wahl lässt: »Wir gehen ein bisschen am Walchensee spazieren, kommst du mit, in einer Viertelstunde hole ich dich ab, bis gleich, tschüss!« Bevor ich noch in meinem depressiven Stupor eine Antwort zustande gebracht hatte, befand ich mich schon in ihrem Auto auf der A 95 Richtung Garmisch. Für Vronis Kondition mochte der zweistündige Aufstieg als Spaziergang durchgehen. Für meine nicht, und für meine Depression schon gar nicht. Ich schleppte mich hoch, redete wenig und dachte permanent darüber nach, ob ich die nächste Kurve noch schaffen würde oder ob ich mich nicht besser unter den nächsten Strauch ins nasse Laub legen sollte und sterben. Klingt albern, ich weiß, aber das sind die Gedanken, die mein depressives Hirn dann denkt, von der Absurdität bekomme ich in dem Moment nichts mit. Mein Kopf meint das alles ernst, und deswegen tut es so weh.

Wahrscheinlich sollte ich diese Anekdote jetzt damit beenden, dass oben das Leben gleich viel schöner und ich meiner Freundin dankbar war, mich überredet zu haben. Aber so empfand ich es nicht. Ich fühlte mich oben genauso schlecht wie unten und war an diesem Tag genauso depressiv wie am Tag davor und am Tag danach. Dennoch erinnere ich mich noch immer an diesen Tag und an die davor und danach nicht. Es ging mir beim Wandern kein bisschen besser als beim Im-Bett-Liegen, aber ich war immerhin draußen. Ich habe geschwitzt und geflucht und geatmet und gelebt und damit einen kleinen Sieg über die Krankheit errungen. Denn das Gegenteil von »depressiv sein« ist nicht unbedingt »das Leben genießen«.

Das Gegenteil von »depressiv sein« ist »das Leben spüren«.

Wie geht man mit Depressiven um? Soll man als Angehöriger oder Freundin die Krankheit akzeptieren und den Betroffenen in Ruhe lassen? Oder soll man versuchen, ihn oder sie zu irgendetwas zu motivieren, womöglich sogar etwas sanften Druck ausüben?

Mal so, mal so.

Ich hatte diese Tage, an denen war rein gar nichts mit mir anzufangen. Da war ich vom Weg zur Toilette so erschöpft und überfordert, dass jede weitere Kleinigkeit, die das Leben von mir wollte, ein Ding der Unmöglichkeit war. An diesen Tagen war ich meiner Mitbewohnerin dankbar, wenn sie mir erlaubte, einfach ihr Shampoo zu benutzen. Andere Tage fühlten sich zunächst genauso an, am Ende war ich aber doch froh, von irgendwem irgendwohingezerrt worden zu sein. Nicht, weil ich dann direkt wieder Spaß am Leben fand, so schnell und so einfach geht das nicht. Sondern weil ich etwas anderes dachte, sah und spürte als immer nur die Suizidgedanken, die Zimmerdecke und das Kopfkissen.

Ich weiß leider nicht, woran man als Partnerin oder Freund erkennen kann, ob man gerade vorsichtig schubsen oder besser in Ruhe lassen soll. Vermutlich gibt es da auch keine klare Linie, und die Möglichkeit, danebenzuliegen, besteht. So ist es schließlich immer in Beziehungen. Egal, wie gern man ihn hat und wie sensibel man ist, man kann dem anderen nicht in den Kopf schauen. Ich würde dennoch an alle Angehörigen plädieren, es immer und immer wieder zu versuchen, es aber zu akzeptieren, wenn nichts geht. Was und wie viel gerade möglich ist, ist ein stetiges Ausprobieren, vergleichbar mit der Physiotherapie nach einer Operation. Für immer liegen zu bleiben ist keine Option, gleich wieder voll zu belasten auch nicht.

Ich habe das große Glück, viele Menschen um mich herum zu haben, die mir immer wieder die Hand geben, die manchmal sanft schubsen und mir ein anderes Mal irgendetwas abnehmen. Vroni, meine Eltern und natürlich mein Mann Matthias. Er hat in Depressionen noch nie eine Schwäche und in Therapie und Medikamenten kein Stigma gesehen. Manchmal bin ich versucht, die abgedroschene Floskel »Er ist immer für mich da« zu verwenden. Doch das ist er gar nicht, und das ist seine größte Stärke. Wer mit einer Depressiven zusammen ist, braucht vor allem ein gutes Gefühl dafür, wann er nicht helfen kann. Zuhören und trösten ist gut. Irgendwann nicht mehr zuzuhören, sondern »ruf deine Therapeutin an« zu sagen, ist besser. Viele Angehörige machen den Fehler, psychisch kranken Menschen sämtliche Alltagssorgen abzunehmen und ihnen ein offenes Ohr für all die selbstzerstörerischen Gedanken und Gefühle anzubieten. Macht Matthias natürlich auch immer wieder mal. Doch irgendwann zieht er eine klare Grenze und sagt: »Wenn es dir so schlecht geht, brauchst du Hilfe, die ich dir nicht geben kann. Aber ich helfe dir, die richtige Therapeutin, die richtige Ärztin, die richtige Klinik zu finden.« Matthias weiß auch, dass er nur für mich da sein kann, wenn es ihm selbst einigermaßen gut geht. Dafür muss er ab und an egoistisch sein – und zum Beispiel seinen Geburtstag auf dem Oktoberfest feiern, während seine Frau in der Psychiatrie sitzt. Viele

Leute fanden das damals unmöglich von ihm, und wenn ich ehrlich bin: ich auch.

Das sagte ich ihm aber damals nicht, ich spürte es nicht mal, und das ist ein gutes Beispiel für meine Gefühlsblindheit und meinen manchmal verkorksten Umgang mit Emotionen. Nachmittags hatte er mich in der Klinik besucht, wir »feierten« seinen Geburtstag zusammen, soweit das eben auf einem Krankenhausgelände möglich ist. Dann aber verabschiedete er sich, um mit Freunden auf die Wiesn zu gehen. Davor hatte er mich gefragt, ob mir das wirklich nichts ausmache? Und ich sagte: »Nein, natürlich nicht.« Ich konnte ja sowieso nicht mitkommen, die Besuchszeit war auch vorbei, und überhaupt: »Na klar kannst du gehen, ist okay für mich, kein Problem.«

Daraufhin bekam ich eine Migräne aus der Hölle und saß nachts um zwei beim Nachtdienst für ein Krisengespräch. Der wollte mir nicht ganz glauben, dass es mir wirklich gar nichts bedeutete, wenn mein Freund ohne mich feiern ging. Ich antwortete, dass ich es schwerlich verbieten könne. Ich könne doch meinen Freund nicht dafür bestrafen, dass ich in der Psychiatrie war. Und deswegen müsse für mich alles okay sein. Es dauerte eine Weile, bis wir dieses emotionale Knäuel entwirrt hatten, aber ich ging mit einer wichtigen und für mich vollkommen neuen Erkenntnis wieder ins Bett: Ich kann meinen Freund auf das Oktoberfest gehen lassen, ohne ihm Vorwürfe zu machen – und gleichzeitig deswegen wütend sein, traurig und eifersüchtig. Vielleicht ist das für andere Menschen banal. Für mich war es bahnbrechend, gleichzeitig »es ist okay« und »es macht mir viel aus« zu fühlen. Am Ende dieses Gesprächs war tatsächlich die Migräne weg. Matthias hatte einen guten Abend auf der Wiesn. Und das war richtig und wichtig. Depressive Phasen dauern mindestens ein paar Wochen, oft Monate. Wer sich so lange zu einem depressiven Menschen ins schwarze Loch setzt, findet am Ende selbst nicht mehr heraus.

All das wusste ich nicht, als mein Vater zum ersten Mal Depressionen hatte. Da war ich ein Teenager und selbst noch nicht in Therapie. Über psychische Krankheiten hat niemand offen gesprochen, in unserer Familie nicht, und auch die Gesellschaft war bei dem Thema Mitte der Neunzigerjahre noch an einem anderen Punkt als heute. Zunächst war daher monatelang unklar, warum der Papa ständig im Jogginganzug auf der Couch saß, anstatt ins Büro zu gehen. Bis das Wort Depressionen das erste Mal fiel, dauerte es. Dann kam es als totale Katastrophe daher. Als etwas, für das wir uns alle miteinander zu schämen hatten, mit ganz viel gefährlichem Psycho-Irgendwas und Suizidgefahr und dem unausgesprochenen Verbot, darüber irgendetwas weiterzuerzählen. Eine meiner Erinnerungen an diese Zeit ist, wie ich in der Pause mit einer Freundin auf der Schultreppe sitze und ihr heulend schildere, dass mein Vater Depressionen hat – voller Angst, dass er sich umbringen könnte, aber fast noch mehr Angst davor, mein Vertrauensbruch könnte herauskommen. Mein Vater nahm Medikamente, mein Vater war in Kliniken, er machte und macht Therapie. Doch er sagt heute noch, ihm habe nichts und niemand geholfen, irgendwann werde es eben von selbst wieder besser.

Seine zweite depressive Phase erlebte ich ganz anders als die erste. Ich war inzwischen Ende 20 und wusste selbst, wie sich Depressionen anfühlen, weswegen ich einerseits viel Verständnis hatte. Andererseits war ich aber anders als mein Vater der Meinung, dass man immer etwas machen kann – und hatte entsprechend wenig Geduld mit seiner pessimistischen, therapie- und medikamentenkritischen Haltung. Es schien, als hätten wir völlig unterschiedliche Erfahrungen gemacht: Ich war der Meinung, dass es Unterstützung gibt, therapeutische und psychiatrische, und dass man eben in die Klinik gehen und sich helfen lassen muss. Mein Vater vertrat die Auffassung, dass ihn die Therapeuten nicht verstehen und die Tabletten bei ihm nicht wirken würden. Immerhin, er ging trotzdem hin.

Ich werde oft gefragt, was Angehörige von psychisch Kranken tun sollen, wenn diese sich professioneller Hilfe verweigern und stattdessen die privaten Beziehungen mit ihrer Bedürftigkeit belasten. Am wichtigsten ist meiner Meinung nach, nicht selbst die Funktion von Ärztin und Therapeut zu übernehmen. Natürlich soll man niemandem im Stich lassen, schon gar nicht jemanden, den man liebt und der gerade in einer akuten depressiven Phase ist. Was man aber schon tun kann, ist, immer wieder darauf zu dringen, dass sich der Betroffene professionelle Hilfe sucht. Ich finde sogar, Ultimaten sind hier erlaubt: »Solange du findest, dass du keine Therapie brauchst, darfst du mich auch nicht mehr stundenlang mit deinen Suizidgedanken zulabern.« Stattdessen kann man anbieten, bei Praxisrecherche oder Terminvereinbarung zu unterstützen. Will die betroffene Person sich aber partout nicht von Profis helfen lassen, ist man als Angehöriger nicht verpflichtet, diese Lücke zu füllen, sondern darf und muss sich abgrenzen. Man ist man weder schuld an der Krankheit noch verantwortlich für die Heilung. Man kann nur unterstützen, motivieren, beruhigen. Wenn es kritisch wird, gilt: Ich bin nicht deine Therapeutin. Aber ich fahre dich gerne hin.

Erkenntnis: Das Gegenteil einer Depression ist nicht Freude. Das Gegenteil einer Depression ist Lebendigkeit.

ÜBER TRAUER UND DEPRESSIONEN

#Notjustsad heißt der gängige Hashtag zum Thema Depressionen in den sozialen Netzwerken: nicht nur traurig. Damit wollen Betroffene deutlich machen, dass Depressionen und Trauer eben zwei verschiedene Dinge sind. Wer unter einer psychischen Krankheit leidet, hört es nicht gerne, wenn sich jemand anders als »ein bisschen depri« bezeichnet, nur weil er oder sie sich mal nicht gut fühlt. Oder »bei so einem Wetter wird man ja depressiv« sagt, nur weil es seit Tagen regnet.

Eine Depression ist heftiger und schmerzhafter als ein bisschen schlechte Laune wegen schlechten Wetters. Oft hat sie – im Gegensatz zu unangenehmen Gefühlen wie Trauer, Frust oder Wut – keinen Grund. Manchmal schon. Nach bestimmten grauenhaften Erlebnissen psychotherapeutische und psychiatrische Behandlung zu brauchen, ist geradezu normal. Gut auf den Punkt brachte das der Psychoanalytiker Kurt Eissler, der 1963 fragte: »Die Ermordung von wie vielen seiner Kinder muss ein Mensch symptomfrei ertragen können, um eine normale Konstitution zu haben?«

Welche emotionalen Zustände sind also krank, welche normal, wer entscheidet das und können Gefühle auch gleichzeitig gesund und behandlungsbedürftig sein? Ich erzähle jetzt von ein paar Ereignissen, durch die mir persönlich der Unterschied zwischen Trauer und Depressionen bewusst wurde – und wie ich bei mir inzwischen die Linie zwischen Emotion und Krankheit erkenne.

AUS DER FASSUNG

DIE GESCHICHTE MEINER FEHLGEBURT

»Ich kann den Herzschlag nicht finden«, sagt meine Frauenärztin zu mir. Ich bin im fünften Monat schwanger und kann das Baby auf dem Bild sehr gut erkennen. Kopf, Wirbelsäule, Beinchen. »Dann gucken Sie halt genauer«, denke ich. Sie fährt mir noch ein paar Mal über den Bauch, sagt nichts und holt dann ihre Kollegin. Ich denke an alles Mögliche: »Gerät kaputt? Kind liegt verkehrt? Frauenärztin doof?«, aber erst als die zweite Frauenärztin mir auf der Bauchdecke herumstochert und zu ihrer Kollegin sagt: »Den Befund muss ich leider bestätigen«, um mir dann mit den Worten »Tut mir furchtbar leid« die Hand zu geben, dämmert mir, dass irgendwas wohl nicht in Ordnung ist.

Ich ziehe mich wieder an, wir setzen uns an den Tisch, meine Frauenärztin fängt an zu reden: »Das kommt sehr selten vor nach der 12. Woche. Am besten, Sie gehen sofort in die Frauenklinik, um die Geburt einleiten zu lassen.« Ich spüre gar nichts. »Sie sind ja sehr gefasst.« Ich bin überhaupt nicht gefasst, ich habe nur nichts verstanden. Erst auf dem Weg zur Frauenklinik kommt bei mir an, was passiert ist: Mein Kind ist tot. In meinem Bauch gestorben. Einfach so.

Und jetzt soll die Geburt eingeleitet werden? Ich soll

das Kind kriegen?!? Ich weine, will eine Vollnarkose, sie sollen das Kind rausholen und wegschmeißen, sofort, ich will es nicht sehen, nicht wissen, was es war, so tun, als wäre ich nie schwanger gewesen. Das geht nicht. Für eine Ausschabung ist der Fötus schon zu groß. Er hat einen Kopfumfang von fast drei Zentimetern, dafür muss sich der Muttermund öffnen.

Ich bekomme also mein totes Kind. Es dauert drei Tage. Drei Tage, die mein Mann und ich in der Frauenklinik verbringen. Wir versuchen, zu verstehen, was passiert ist, aber das geht nicht. Wir langweilen uns. Die Wehen auslösenden Mittel machen mir heftigen Durchfall, sonst tut sich nichts. Das Personal ist unfähig und unsensibel, fragt mich fünf Mal, welche Medikamente ich nehme, manche schreiben es sogar in die Akte und fragen dann doch noch ein sechstes Mal nach. Der Dialog bei der Anmeldung: »Warum sind Sie hier?« – »Zur Einleitung.« – »Oh, will das Baby nicht rauskommen?« – »Nein, es ist tot.« Daraufhin schnappt die Sachbearbeiterin nach Luft, als wäre ihr was Schreckliches passiert.

Wenn ich Fragen stelle, bekomme ich von jedem Arzt, jeder Schwester unterschiedliche Antworten. (»Sie müssen die Medikamente alle vier Stunden nehmen.« – »Alle zwölf Stunden.« – »Wieso haben Sie die Medikamente denn schon wieder genommen?«) Am dritten Abend besuchen uns zwei Freundinnen und ein Freund, und ich habe Bauchschmerzen. Die habe ich allerdings schon seit drei Tagen, es beunruhigt mich nicht. Ich muss ständig aufs Klo. Durchfall. Beim x-ten Toilettengang tropft plötzlich Blut. Ich stehe auf, ziehe mir die Unterhose hoch – gerade rechtzeitig, als mit einer einzigen schmerzhaften

Wehe »etwas« aus mir herausschießt. Ich schreie. Und ziehe dann am Notfallknopf.

Nach mehreren Minuten, in denen das Blut tropft und ich es nicht wage, zu schauen, was genau da gerade aus mir herausgekommen ist, trödelt eine Krankenschwester mit Schokocroissant in der Hand herein. Was los sei? »Ich habe Wehen! Ich glaube, ich habe auch schon etwas geboren!« – »Kommen Sie mit, wir gehen in Ihr Zimmer.« – »Gehen? Ich kann doch nicht gehen, ich blute, ich …« Sie verlässt den Raum, ich rufe ihr hinterher: »Bitte sagen Sie meinem Mann, dass er zu mir kommen soll, und schicken Sie unseren Besuch nach Hause!«

Wieder vergehen Minuten, bis sie zurückkommt, diesmal mit einem Kollegen. Nun verlangen beide von mir, über den Gang in mein Zimmer zu laufen. Ich tue es – blutend, wütend, mit meinem toten Fötus in der Unterhose, und brülle die Schwester als völlig bescheuert und unfähig an. Als ich blutüberströmt und hysterisch mein Zimmer betrete, sitzen da mein Mann und unser Freund (meine Freundinnen holten gerade Getränke) und wissen von nichts. Von dem Moment an kann ich nur noch weinen.

Es kümmern sich dann irgendwann auch kompetentere Menschen um mich. Eine Schwester befreit mich von meiner Hose und deren Inhalt, eine Ärztin kommt, um mich zur Ausschabung mitzunehmen. Erst hat sie es so eilig, dass sie mir nicht erlauben will, mir mein Kind noch anzuschauen. Das will ich nämlich inzwischen doch. Mein allererster Impuls, die ganze Schwangerschaft am liebsten mit einem Fingerschnips ungeschehen zu machen, ist inzwischen der Einsicht gewichen, dass kein Weg daran vorbeiführen wird, sich dem Verlust und dem Schmerz zu stellen. Weil dann kein Anästhesist da ist, hat meine OP plötzlich keine Priorität mehr, und jemand legt mir mein Kind auf den Schoß, es ist etwa handtellergroß und auf ein paar Lagen Krepppapier gebettet. Ich hatte ein blutig-gruseliges Etwas erwartet, aber mein Kind sieht einfach nur aus wie ein Baby, wenn auch ein ganz, ganz kleines. Es hat Ohren, Hände, Füße. Sogar Fingernägel. Ich streichle ihm die Hand. Ich weine. Wir verabschieden uns.

Als Nächstes fragt mich die Ärztin, ob ich für die Ausschabung eine PDA wolle (das ist eine für Geburten übliche Form der Regionalanästhesie) »oder ein bisschen schlafen«. Bisher war immer nur von Vollnarkose die Rede gewesen, nie von einer Alternative, und ich bin nicht in der Lage, jetzt, nachdem ich gerade entbunden habe und ziemlich durcheinander bin, über so etwas nachzudenken und zu entscheiden. Also »bisschen schlafen«. Sie rollen mich in meinem Bett in den OP-Saal, dort warten mehrere Frauen und ein Gynäkologenstuhl auf mich. Jede zieht an einem anderen Körperteil, misst Blutdruck oder fuchtelt mit einer Maske vor meinem Gesicht herum. Ich weine vor mich hin und starre an die Decke. Glücklicherweise versucht niemand, etwas Mitfühlendes zu sagen, alle machen einfach nur ihren Job, und schon bin ich weg

Nach der Ausschabung darf ich ihn – inzwischen wissen wir, dass es ein Junge ist, zuvor war das nicht zu sehen, zu winzig und zusammengekauert war das Baby – noch mal sehen. Doch in einem absurden Bedürfnis, pietätvoll zu sein, haben sie ihm nun eine seltsame Körperhaltung verpasst, ihn auf den Rücken gedreht und ausgestreckt, neben ihm eine Blume. So liegt kein Baby jemals da, und ein Fötus erst recht nicht. Mein Kind sieht nun aus wie ein kaputter Frosch, und so will ich ihn nicht weiter anschauen.

Was ich damals, vor inzwischen acht Jahren, erlebt habe, heißt Missed Abortion, verhaltene Fehlgeburt. Das Kind lebt nicht mehr, der Körper stößt es aber (zunächst) nicht aus. Aller Wahrscheinlichkeit nach hätte er es auch ohne medikamentöse Nachhilfe irgendwann getan, manche Ärztinnen oder Hebammen raten sogar dazu, nicht einzugreifen und den Dingen ihren Lauf zu lassen. Ich wollte aber keinesfalls länger als notwendig mit einem toten Kind im Bauch herumlaufen. Wieder zu Hause, quälte ich mich mit Fragen, die mir nie jemand wird beantworten können. Lag es am Lithium? Hatte ich zu viel Kaffee getrunken? Die Folsäure zu oft vergessen? Mich zu wenig gefreut? Dass ich an der Fehlgeburt nicht schuld bin, wusste ich natürlich. Die Schuldgefühle gingen davon nicht weg.

Fehlgeburten, ob verhalten oder nicht, sind alles andere als selten. Es liegen verschiedene Statistiken dazu vor, manchmal liest man von jeder zehnten Schwangerschaft, dann wieder von jeder dritten Frau, die betroffen sein soll. Egal, welche Zahl man nun heranzieht: Es sind viele. So viele, dass man über Fehl- und Totgeburten fast sagen muss: Es ist normal. So ist das eben.

Emotional bringt einen diese Aussage aber überhaupt nicht weiter.

Den Satz »Das ist normal« missverstand ich lange als »Reg dich nicht darüber auf, kein Grund zum Weinen«. Und das sollte er auf gar keinen Fall heißen. Viele Dinge, die einem im Leben zustoßen, sind vollkommen normal im Sinne von »passiert echt vielen Menschen«, doch das macht sie nicht weniger schlimm. Jede dritte Ehe wird geschieden, fast jeder und jede ist schon einmal von einem geliebten Menschen verlassen worden, Schwangerschaften enden nicht immer mit gesunden Babys. Die meisten Menschen müssen irgendwann den Tod ihrer Eltern verkraften. Dass diese vor einem sterben, ist – und da haben wir wieder dieses Wort – normal. Andersherum wäre es viel schlimmer. Unglaublich weh tut es trotzdem.

So war es auch bei meiner Fehlgeburt. Sie schmerzte mich sehr. Ich fühlte mich schuldig, ich hielt mich für unfähig, ich war verzweifelt, ich war so vieles. Und ich war wütend auf das Personal der Klinik, das mich so inkompetent und wenig einfühlsam behandelt hatte. Deswegen setzte ich mich hin und schrieb einen Beschwerdebrief. Schreiben ist für mich immer eine Möglichkeit, meine Gefühle auszudrücken. Außerdem habe ich mit vielen lieben Menschen über die Erfahrung und den Schmerz gesprochen. An einem Abend, den ich mit meiner besten Freundin und meinem Mann verbrachte, war ich so voller Selbsthass und Wut, dass ich mir eine blutende Wunde in den Arm kratzte und irgendwann Gin direkt aus der Flasche trank.

Das sind meine Methoden, mit Gefühlen umzugehen (Schnaps aus der Flasche trinke ich nur im Extremfall, ehrlich). Vielleicht hast du andere. Manche Menschen laufen stundenlang, schwimmen oder verdreschen einen Boxsack, beim Sport wird man einiges los. Andere malen oder töpfern, singen oder tanzen. Ich glaube, es ist individuell sehr unterschiedlich, was guttut, wenn man so voller Trauer, Angst, Wut oder voll anderer Emotionen ist. Wichtig ist meiner Meinung nach vor allem, dass man den Gefühlen den Raum gibt, den sie brauchen, statt sie wegzuschieben oder zu unterdrücken. Und für besonders wichtig halte ich den Raum, der entsteht, wenn man seine Emotionen mit anderen Menschen teilt. Also mit Freundinnen und Freunden über das redet, was einen beschäftigt, und es vielleicht sogar öffentlich macht, wenn man das mag.

Mir hat der Zuspruch der vielen ebenfalls Betroffenen sehr geholfen, als ich damals im Netz über meine Fehlgeburt schrieb. Natürlich war ich nicht die Erste, die das tat, und ich werde auch nicht die Letzte sein. Immer wieder machen persönliche Schilderungen eine Welle vor allem durch Social Media, unter anderem berichteten das ehemalige Supermodel Chrissy Teigen und Herzogin Meghan Markle von ihren Abgängen. Jedes Mal beobachte ich denselben Mechanismus aus Anteilnahme, Voyeurismus und Forderungen, die Traumatisierungen durch Fehl- und Totgeburten ernster zu nehmen und Betroffenen Psychotherapien zu ermöglichen.

Auch ich glaube, dass die Empathie des Krankenhauspersonals und ein sensibler Umgang mit Betroffenen wichtig sind. Mag ja sein, dass in einer Frauenklinik andauernd tote Föten zur Welt kommen und es für die dort beschäftigten Pfleger und Ärztinnen reinste Routine ist. Für die Menschen, die sich von ihrem Kind gerade verabschieden müssen, ist es ein Drama. Wie groß dieses Drama ist, lässt sich von außen kaum ermessen. Ich habe nach meiner Fehlgeburt manchmal Verständnis für meine große Verzweiflung erhalten, weil ich »schon« in der 16. Woche war und die meisten Fehlgeburten in den ersten drei Monaten vorkommen. Als ob es bis zur zwölften Schwangerschaftswoche nicht wehtun würde, wenn eine Schwangerschaft plötzlich endet! Dazu kam bei mir, dass ich bereits zwei Mal sehr schnell und leicht schwanger geworden war. Ich hatte also neben der Trauer um die Fehlgeburt nicht den geringsten Zweifel daran, bald ein weiteres Kind zu bekommen. Für eine Frau, die erst nach Jahren und womöglich nur mit Hilfe belastender Hormonbehandlungen schwanger geworden ist, kann ein Abgang in der 7. Woche viel schmerzhafter sein als für mich einer an der Schwelle zum 5. Monat. Eine Fehlgeburt kann auch als befreiend erlebt werden, wenn die Schwangerschaft ungewollt war. Die Palette der möglichen Gefühle ist groß.

Schmerz lässt sich weder vergleichen noch quantifizieren. Wer eine Fehlgeburt erlebt, darf so verzweifelt sein, wie sie oder er (das Ganze gilt selbstverständlich auch für Väter) sich eben fühlt. Wer in der Folge therapeutische Hilfe braucht, soll diese bekommen. Mir ist dennoch wichtig, zu sagen, dass eine Fehlgeburt meistens zu verkraften ist, oft ohne Medikamente und professionelle Hilfe. Wenn das halbe Internet Markle und das ehemalige Model Teigen feiert, nachdem beide offen über ihre glücklosen Schwangerschaften berichtet haben, ist das zwar erst mal eine schöne Sache und trägt sicherlich zur Entstigmatisierung bei. In manchen Texten wurde die Causa aber dermaßen aufgeblasen, dass wiederum das Gegenteil nicht mehr möglich schien, nämlich nach einer Weile darüber hinwegzukommen. Und das dürfen wir bei all dem intensiven Wahrnehmen von unangenehmen Gefühlen nicht vergessen: Egal, wie schlimm sie sind, irgendwann gehen sie wieder weg, oft sogar von selber.

Wir haben unseren Fötus wenige Tage nach der Fehlgeburt am Münchner Sternenkinderfriedhof begraben. Es hat jahrzehntelangen Aktivismus von betroffenen Eltern gebraucht, um auch Kinder beerdigen zu dürfen, die die willkürliche Grenze von 500 Gramm noch nicht überschritten haben. Mein Kind wog genau 100 Gramm. Vor 2006 wäre es (in Bayern, Bestattungsrecht ist Landesrecht und unterscheidet sich daher je nach Bundesland) Klinikmüll gewesen. Seit Mitte 2013 dürfen Eltern ihre Sternenkinder sogar rückwirkend beim Standesamt melden, bekommen eine Geburtsurkunde und können die Kinder ins Familienbuch eintragen.

Letzteres haben wir nicht gemacht, es fühlte sich für mich nicht richtig an. Ich verstehe aber, wenn Familien das anders empfinden. Es ist eben eher eine emotionale denn eine rechtliche Frage, weswegen es gut ist, dass es als solche entschieden werden darf. Ich kenne auch Frauen, die ihre Fehl- oder Totgeburten mitzählen, wenn sie von sich als Mutter von einem, zwei, drei … Kindern sprechen. Ich mache das nicht, ich sehe mich selbst als Mutter von zwei Kindern, geboren 2011 und 2015, zwischendrin hatte ich eine Fehlgeburt in der 16. Woche. Doch auch die Frage, ab wann man hier was mitzählen darf, ist meiner Meinung nach eine emotionale und damit eine ganz individuelle.

Ich trauerte und wütete nach meiner Fehlgeburt eine ganze Weile lang, den letzten schlechten Abend hatte ich am 13. Juli 2014, dem errechneten Geburtstermin meines Sohnes (Deutschland wurde an dem Abend außerdem Fußball-Weltmeister, das hat mich weniger bewegt). Doch irgendwann war es vorbei. Denke ich heute an die Fehlgeburt zurück, ist da nicht mehr als eine Erinnerung an die Trauer und den Schmerz, die Gefühle selbst sind nicht mehr da. Sie haben ihren Raum bereits bekommen.

Erkenntnis: Auch die schlimmsten Gefühle gehen irgendwann weg – wenn man ihnen genug Raum gibt.

AUCH SCHWARZ IST EINE FARBE

DER TOD MEINER MUTTER

Am 9. Oktober 2018 hatte ich gerade meinen Sohn im Kindergarten abgeliefert und wollte mich mitsamt meiner Nebenhöhlenentzündung und Netflix wieder auf die Couch hauen, als mein Handy klingelte. Mein Vater war dran, er weinte und sagte: »Die Elfriede liegt in der Küche und schnauft nimmer.« Elfriede, so heißt meine Mutter. Vor drei Jahren ist sie gestorben, einfach umgefallen, bums, plötzlicher Herzstillstand. Dabei hätte sie am Nachmittag noch die Kinder abholen sollen.

Das hat sie oft getan, und ich habe fast genauso oft behauptet, dass unsere ganze Lebenskonstruktion mit zwei Jobs, die gelegentlich außerhalb der Kita-Öffnungszeiten stattfinden, und zwei Kindern, die gelegentlich außerhalb der Ferienzeiten krank werden, ohne Oma einfach nicht funktionieren würde. Ich weiß nun, dass es natürlich doch geht. Ich weiß aber auch, dass ich meine Mutter mehr geliebt habe, als mir zwischendurch bewusst war. Sie war immer für uns da, wie es für viele Mütter ihrer Generation selbstverständlich war. Für mich und meinen Bruder, für ihren Mann, für ihre Eltern, ihre Freundinnen und Verwandten. Sie war eine dieser Frauen, die sich um alle gekümmert hat, aber selbst keinerlei Hilfe annehmen konnte. Sie selbst hätte behauptet, dass sie auch nie Hilfe brauchte. Es waren immer die anderen, die Probleme hatten oder gemacht haben, und meine Mutter war die, die aufgeräumt hat, angerufen, zugehört, Essen gekocht und Kaffee sowieso.

Ich weiß nicht, ob du schon einmal jemanden sehr Nahestehenden verloren hast, einen Elternteil, eine gute Freundin, einen Partner. Meine Vermutung ist, dass die Antwort Ja lautet. Der Tod bleibt niemandem erspart. Wer niemals trauern möchte, muss selbst als Erste sterben, und das ist ja auch keine Lösung. Doch so normal es ist, jemand Geliebten an den Tod zu verlieren, genauso schmerzhaft ist es auch. Gerade am Anfang ist der Schmerz so stark, dass man ihn körperlich spürt.

Nachdem mein Vater aufgelegt hatte, fingen bei mir sofort die Tränen an zu laufen. Ich stolperte Richtung S-Bahnhof, dann fiel mir ein, dass ich mit einem Taxi schneller wäre. Die Fahrt über saß ich auf dem Rücksitz und weinte und weinte, das Handy in der Hand, in der Hoffnung, dass es noch mal klingelte. Ich hatte meinen Vater gebeten, er solle mir Bescheid geben, wenn die Rettungskräfte meine Mutter in eine Klinik brachten. Ich wollte dann mit dem Taxi gleich dort hinkommen. Mein Handy blieb stumm, und tief im Innersten wusste ich längst, was das bedeutete.

Als das Auto in die Straße meiner Eltern einbog, parkten dort schon Notarzt- und Rettungswagen. Die Haustür stand offen. Ich rannte hinein, an der Küche vorbei ins Wohnzimmer, wo ein junger Notarzt gerade versuchte, meinem Vater beizubringen, dass meine Mutter tot war.

Von diesem Moment an tat mein Herz so weh, als wollte es mir aus der Brust springen oder zerbrechen. All diese kitschigen Sprachbilder, sie sind nun einmal wahr, es fühlt sich genau so an. Als wäre in einem drin so richtig was kaputtgegangen, nur dass es sich durch eine Operation oder ein Medikament nicht reparieren lässt. Dazu kamen all die Gefühlsstadien, schon tausendunddreifach in Trauerratgebern beschrieben: das Nicht-wahrhaben-Wollen, immer wieder der Gedanke, dass das nicht sein kann, die Wut auf das Universum, das Gefühl, hier verdammt ungerecht behandelt worden zu sein. Warum sie, warum ich, warum wir, warum jetzt? Über all dem die Trauer, ein Schmerz, der kaum auszuhalten ist.

Den ganzen Tag verbrachten mein Vater, mein Bruder und ich in diesem Zustand, liefen mal hierhin und mal dorthin, weinten alleine, zusammen, umarmten uns kurz und rannten dann wieder woanders hin. Mal setzte ich mich neben meine tote Mama auf den Küchenfußboden und weinte da. Dann hielt ich es nicht mehr aus, in ihrer Nähe zu sein, und drehte ein paar Kreise im Garten. Wenn ich meinen Vater längere Zeit aus den Augen verlor, bekam ich sofort Panik. Direkt hinter dem Garten laufen die Bahngleise entlang, er hatte Depressionen, er würde doch nicht …?

Ziemlich schnell traf ein Herr vom Krisen-Interventions-Team bei uns ein. Ich weiß nicht, woher er kam oder wer ihn geschickt hatte, aber ich war froh, dass er da war. Wir warteten stundenlang auf die Ärztin, die den Totenschein ausstellen sollte. Er erlaubte uns in dieser Zeit, bei meiner Mutter zu sein, ermutigte mich, ihr ein Kissen unter den Kopf zu legen und sie zu berühren. Mein Vater hatte sie in der Küche gefunden, als er vom Laubrechen wieder ins Haus zurückkam. Sofort hatte er versucht, sie wiederzubeleben, und den Notarzt gerufen. Doch es war zu spät gewesen. Der Tod kam plötzlich zu uns, vollkommen unerwartet. Meine Mutter war gesund gewesen und erst 67 Jahre alt.

Mit diesem Satz – »Sie starb so plötzlich und war noch gar nicht alt« – begründete ich mir die folgenden Tage die totale Verzweiflung, den unglaublichen Schmerz, in dem wir uns befanden, mein Bruder, mein Vater und ich. Dabei ist das Unsinn. Trauer braucht keine Begründung. Ich glaube nicht, dass sie fünf Jahre später kleiner gewesen wäre, oder in zehn oder in zwanzig. Auch ein Tod nach langer, schwerer Krankheit macht den Abschied nicht unbedingt leichter.

Klar, wahrscheinlich fühlt es sich nicht ganz so ungerecht und überraschend an, wenn die eigenen Eltern mit, sagen wir mal, 97 statt mit 67 Jahren sterben. Trauern wird man trotzdem. Es ist sinnlos, Gefühle zu vergleichen und zu quantifizieren. Oft reagiert man aber auf den Schmerz von anderen, indem man von seinem eigenen erzählt, und das wird dann als Vergleich missverstanden, auch wenn es von niemandem so gemeint war:

»Meine Mutter ist auch mit 57 gestorben.« – »Aber sie hatte Krebs, ihr konntet euch darauf einstellen.«

»Mein Vater starb noch vor meinem Abitur.« – »Ja, aber er war da schon 81.«

Solche Dialoge entstehen dann, und es ist sehr schwer, dabei nicht in irgendwelche »Mein Schmerz ist größer als dein Schmerz«-Fettnäpfchen zu tappen, sondern sich mitfühlend zu verbünden.

Am besten verstanden fühlt man sich nach dem Tod eines geliebten Menschen deshalb von denen, die den oder die Tote auch gut kannten und vermissen. An dem Tag, an dem meine Mutter auf dem Küchenfußboden lag, begann ich irgendwann damit, Verwandte, Freundinnen und Freunde anzurufen, um ihnen zu erzählen, dass die Elfriede gestorben ist. Weil niemand auf diese Nachricht gefasst war, kam es mir so vor, als würde ich eine Handgranate nach der anderen durch den Hörer werfen. Einem nach dem anderen verdarb ich den Tag. Die eine Freundin erwischte ich im Büro, sie fuhr dann gleich nach Hause, arbeiten ging nicht mehr. Eine andere erreichte ich nicht und bat um Rückruf. Sie war ganz nervös, als sie sich meldete. Denn warum sollte die längst erwachsene Tochter deiner Freundin bei dir im Büro anrufen, wenn nicht aufgrund eines Notfalls? Die Gespräche liefen dann so: »Barbara, was ist los?« – »Die Mama, also, äh, ich meine, die Elfriede ist tot.« Jedes Mal, wenn ich diesen Satz aussprach, den ich doch selbst noch gar nicht glauben konnte, ging es mir ein winziges bisschen besser. »Geteilte Freude ist doppelte Freude, geteiltes Leid ist halbes Leid«, heißt ein Sprichwort. Mir kommt das zwar mathematisch nicht korrekt vor, mein Leid verringerte sich höchstens ein wenig durch jeden Menschen, der mit mir trauerte. Doch es waren viele, bei der Trauerfeier meiner Mutter bestimmt 150 Menschen, und dazu kamen noch so manche, mit denen ich im Laufe der Zeit über ihren Tod gesprochen habe. So verdünnte sich die Trauer immer weiter, bis sie irgendwann anfing, erträglich zu werden. Für den Schluss meiner Rede, die ich bei der Trauerfeier hielt, verwendete ich dieses Zitat von Astrid Lindgren: »Lange saßen sie so da und hatten es schwer.

Doch sie hatten es gemeinsam schwer, und das war ein Trost. Leicht war es trotzdem nicht.«

Eine Trauerfeier ohne gleich darauffolgende Bestattung kannte ich bis dahin nicht. Ich komme aus einer katholischen Familie. Meine Großeltern wurden allesamt wenige Tage nach ihrem Tod beerdigt (nach dem bayerischen Bestattungsrecht hat man 96 Stunden, um einen Verstorbenen unter die Erde zu bringen). Die Zeremonie leitete der Pfarrer, wer wann was sagte, bestimmte der katholische Ritus. Danach verzehrte man irgendeinen Braten im Wirtshaus, und nach weniger als einer Woche war alles vorbei, und die Hinterbliebenen saßen mit ihrer Trauer allein daheim.

So hätte es vielleicht auch bei der Beerdigung meiner Mutter laufen können, allerdings fühlte sich eine katholische Bestattung in der örtlichen Gemeinde schon am Tag ihres Todes nicht richtig an. Zwar war meine Mutter durchaus religiös. Als ich klein war, besuchten wir jeden Sonntag den Gottesdienst. Doch mit dem Umzug meiner Eltern in den Vorort ist all das eingeschlafen, und ich glaube nicht, dass meine Mutter dort öfter als einmal im Jahr zur Christmette in der Kirche war oder jemals mit dem Pfarrer auch nur ein Wort gewechselt hat. Sie von jemandem beerdigen zu lassen, der sie überhaupt nicht kannte, widerstrebte mir.

Glücklicherweise schrieb mir eine Kollegin eine Textnachricht mit der Empfehlung, mich an ein bestimmtes Bestattungsinstitut zu wenden. Als ich laut überlegte, ob ich dort anrufen sollte, nickte der Herr vom Krisen-Interventions-Dienst. Er dürfe keine Institute empfehlen, sagte er. Aber ich würde mit diesem Anruf nichts falsch machen.

Mit meiner Wahl hatte ich Glück, die Leute dort ermutigten uns zu möglichst viel eigener Trauerarbeit. Nur so gehe die Trauer weg. Dazu gehöre zum Beispiel, den Verwandten und Bekannten persönlich Bescheid zu geben, mit einem Pfarrer oder Redner zu sprechen oder sogar selbst eine Rede zu schreiben. Ein Foto auszusuchen.

Trauer hat eine eigene Geschwindigkeit, und diese passt nicht so recht zu den bürokratischen Regeln und Fristen des deutschen Bestattungsrechts. Eine Erdbestattung nach vier Tagen geht für die meisten Menschen viel zu schnell, während man auf eine Urnenbeisetzung in München sehr lange warten muss. Vier bis fünf Wochen, in denen man in der Luft hängt. Empfohlen wurde uns deswegen eine Verabschiedung am offenen Sarg, also letztlich das zu tun, was früher bei einer Aufbahrung üblich war. Und etwas später einen größeren Kreis zur Trauerfeier einzuladen.

Für uns war das der richtige Weg. Es mag sich für manche gruselig anhören, noch einmal zwei Stunden neben der Leiche zu verbringen, aber das ist es nicht. Es ist schmerzhaft, ja, sehr. Sie sah schließlich ganz tot aus, wie eine verwelkte Version ihrer selbst. Und sie war eiskalt. Es war aber auch sehr schön, sie noch mal so zu sehen, nachdem meine letzte Erinnerung an sie der Küchenfußboden war, auf den sie gefallen war, und drumherum die dreckigen Fußspuren der Rettungskräfte. Für den Abschied hatten die Bestatter meine Mutter schön hergerichtet, geschminkt, ihr den Lieblingsschmuck angelegt und ihr Lieblingskleid angezogen. Dieses Bild legte sich in meinem Kopf nun neben das vom Küchenfußboden und all die anderen hunderttausend Erinnerungen, die ich an meine Mutter habe.

Meine Kinder waren beim Tod meiner Mutter sieben und drei Jahre alt, und ich glaube, dass der Abschied auch für sie gut war. Sie haben den Sargdeckel mit Acrylfarbe bemalt und auch ein wenig sich selbst, sodass ich die kommenden zwei Jahre immer an meine Mutter denken musste, wenn mein Sohn sein Spanien-Trikot trug. Dessen Schulterpartie hatte beim Sargdeckel-Bemalen einiges abbekommen, und die Farbe ging beim Waschen nicht mehr raus. Irgendwie machte mir diese Erinnerung Freude, wann immer ich den Fleck sah.

Der Abschied an sich war zuerst wahnsinnig traurig, alle weinten, und nicht nur ein bisschen. Doch niemand kann über Stunden in der totalen Traurigkeit verharren. Nach einer halben Stunde nahmen sich die ersten einen Kaffee, meine Tante ging eine rauchen, wir begannen, uns zu unterhalten. Nach zwei Stunden war es fast schon lustig. Doch als wir uns schließlich vom Abschied verabschieden mussten und wussten: Jetzt geht der Sargdeckel zu, jetzt sehen wir sie wirklich zum letzten Mal, fühlte sich wieder alles ganz schlimm an. Ich wollte den Schmuck, den meine Mutter trug, mitnehmen und bat unsere Trauerbegleiterin, ihn mir abzumachen. Sie sagte mir, das könne ich doch selbst. Also fummelte ich an den Ohrläppchen meiner toten Mutter herum, um die Weißgold-Kreolen zu lösen, stellte mich sehr ungeschickt an, brauchte ewig. Dann hatte ich sie, steckte sie in das rote Etui, in das sie gehörten, und ging.

All das: Trauerarbeit. Sehr anstrengend, sehr schmerzhaft, aber auch sehr wichtig. Es ist ein Missverständnis, dass Tätigkeiten wie Verstorbene noch mal anzusehen oder selbst eine Rede für die Trauerfeier zu schreiben die

Trauer verstärken. Es fühlt sich vielleicht so an, weil man den Schmerz dabei so besonders stark wahrnimmt. Doch da war er schon vorher. Und nur durchs Fühlen geht er weg, irgendwann.

Die Trauerfeier für meine Mutter war eine Woche später. Ich verbrachte die Tage bis dahin damit, mit ihren Freundinnen zu telefonieren und mir für meine Rede Geschichten von früher erzählen zu lassen. So weh das auch tat: Es war zugleich enorm befriedigend, weil mich gerade nichts so sehr beschäftigte wie der Tod meiner Mutter, ich aber nichts daran ändern konnte. Die Rede zu schreiben, gab mir das Gefühl, dennoch etwas Sinnvolles zu tun. Mein Vater kümmerte sich um die Musik für die Trauerfeier, wir fragten einen befreundeten Pastoralreferenten, ob er durch die Zeremonie führen würde, mein Bruder und seine Frau suchten Bilder und Blumen aus.

Die Rede dann vor 150 Menschen zu halten, gehört bis heute zu den schönsten Dingen, die ich je gemacht habe. Nicht, weil die Rede so gut war oder weil es sich in dem Moment angenehm angefühlt hätte. Sondern weil in diesen zehn Minuten für mich und in mir so viel passierte. Ich teilte Worte, die aus meinen Gedanken und Gefühlen und aus den Erinnerungen anderer entstanden sind, mit ganz vielen Menschen, die ähnliche Gedanken, Gefühle und Erinnerungen hatten. Zwischen uns entstand das, was meine Therapeutin soziale Energie nennt: eine Verbindung in den und mit den Gefühlen. So wurde die Trauer über die Monate und Jahre kleiner und leichter, bis sich das herzzerreißende Gefühl in eine traurige Erinnerung verwandelte.

Der Depressions-Hashtag in den sozialen Netzwerken #notjustsad klingt, als wäre Trauer grundsätzlich weniger schmerzhaft als eine Depression. Als meine Mutter starb, war ich daher überrascht, wie ähnlich sich die beiden Empfindungen waren, zumindest bei mir. Ich weinte mir die Augen aus, es schüttelte mich am ganzen Körper, ich bekam heftige Kopfschmerzen. Andere Sinneseindrücke drangen kaum mehr durch. Ob mir kalt war, ich Hunger hatte, müde war? Bekam ich gar nicht mehr mit, war mir egal. Mein Schmerz saß auf der Brust, ich fühlte ihn körperlich, wie ein schweres Gewicht auf meinen Rippen, das mich niederdrückte. Es war kaum zum Aushalten.

Ich glaube daher, dass sich Trauer und Depressionen nicht vor allem in ihrer Heftigkeit unterscheiden. Sondern darin, dass eine Depression sinnlos ist, oft keinen nachvollziehbaren Auslöser hat und sich kaum mit den üblichen Methoden lindern lässt. Trauer hingegen ist eine normale menschliche Reaktion auf einen schlimmen Verlust. Ich wusste nach dem Tod meiner Mutter, dass dieses schreckliche Gefühl vorbeigehen würde, auch wenn ich es mir in dem Moment nicht so richtig vorstellen konnte.

Und ich konnte etwas tun. All das, was ich hier als Trauerarbeit beschrieben habe, veränderte etwas in mir und meinen Gefühlen. Wenn ich mit Leuten über meine Mutter sprach, wenn ich an der Rede schrieb, wenn ich am Grab stand, wenn ich Fotos betrachtete, dann passierte etwas. Eine Depression hingegen bewegt sich nicht, sie ist hart und starr. Man weiß nicht, warum man sich so fühlt, man weiß nicht, ob und wann sie wieder weggeht. Wenngleich mir in der Theorie bekannt ist, dass auch Depressionen niemals ewig dauern, so ist es doch ein Symptom der Depression, genau das nicht glauben zu können. Alles ist sinnlos, dieser Schmerz vergeht nie, außerdem habe ich ihn verdient – das sind leider die Gedanken, die zu meiner Depression dazugehören. Wie schwarze Lava legen sich Hoffnungslosigkeit, Verzweiflung und Todessehnsucht über alles drüber, verkleben jede andere Empfindung, bis sie zu Stein erstarrt sind und man nichts mehr tun und spüren kann. So etwas wie Trauerarbeit zu machen ist in einer schweren Depression kaum möglich, man hat keinerlei Energie mehr für gar nichts.

Trauerarbeit macht nicht alles sofort gut und besser. Doch jeder Besuch am Grab, jedes Gespräch, jede Träne war ein weiteres der vielen Mosaiksteinchen, durch die mit der Zeit aus Trauer Erinnerung wurde. Kurz nach ihrem Tod hatte ich zu einer Kollegin gesagt: »Ich weiß, dass der Tag kommen wird, an dem ich einfach sagen kann: ›Meine Mutter ist viel zu früh gestorben‹, ohne dass es unglaublich weh tut. Aber im Moment kann ich mir das noch nicht vorstellen.« Inzwischen ist dieser Tag da, und ich glaube, dass mir die sehr bewusste, sehr intensive Trauerarbeit dabei geholfen hat, diesen Punkt zu erreichen.

Erkenntnis: Ein Ereignis kann gleichzeitig eine Katastrophe und völlig normal sein.

SCHATTEN DER VERGANGENHEIT

DER TOD MEINER KINDERGARTENFREUNDIN UND DIE FRAGE: KANN MAN TRAUER NACHHOLEN?

Kennst du das, wenn du dich an ein anstrengendes, trauriges, peinliches, ärgerliches oder sonst wie aufwühlendes Ereignis aus deiner Vergangenheit erinnerst, und dich durchzuckt das dazugehörige unangenehme Gefühl? Das schiebt man dann oft weg. Lang her, man will sich nicht schon wieder darüber aufregen. Dabei sollte man genau das tun. Was da beim Erinnern aufblitzt, ins Herz fährt, in den Magen zwickt, ist eine Aufforderung, genauer hinzuspüren. Da ist etwas noch nicht fertig gefühlt. Mir ging es jahrelang so, wenn ich vom Tod meiner Kindergartenfreundin erzählte. »Meine beste Freundin ist vor meinen Augen ertrunken«, sagte ich dann immer, es stieß mir was in die Magengrube, ich wollte nichts davon wissen. Während wir den Tod meiner Mutter so intensiv betrauerten, uns die Zeit für eine Verabschiedung am Sarg nahmen, eine Trauerfeier veranstalteten, dann die Beisetzung, musste ich immer wieder an Sabines Unfall denken, mit dem für mich damals alles endete. Sie fiel ins Wasser und kam – in meiner Erinnerung – nie wieder an die Oberfläche.

Der Unfall passierte im Mai 1987. Wir spielten zu fünft am Ufer des Seerosenteichs, drei Mädchen im Vorschulalter und zwei kleine Brüder, drei und vier Jahre alt. Am Ufer war ein Stück Wiese abgebrochen, in der Mulde schwammen Kaulquappen. Sabine (alle Namen in dieser Geschichte sind geändert) fand das spannend und versuchte, mit ihren Händen welche zu fangen. Es gelang ihr nicht. Irgendwann stieg sie deshalb mit ihren Gummistiefeln in den Weiher. Sie rutschte sofort weg und ins Wasser, denn der Untergrund war Teichfolie und fiel steil ab.

Bis hierhin ist meine Erinnerung an den Tag so scharf, als wäre es ein Film, den ich schon viel zu oft gesehen habe. Ich muss nur auf Play drücken, und alles ist wieder da. Die Wiese, die Kaulquappen, das trübe Wasser, die hellblaue Folie. Doch nach dem Bild, wie Sabine versucht, sich zwischen den Seerosen über Wasser zu halten, wird es lückenhaft. Wir schickten meinen Bruder los, um die Erwachsenen zu holen, ausgerechnet den Kleinsten von uns, keine Ahnung, warum. Stefanie und ich riefen Sabine zu, sie solle sich an einem Holzhäuschen festhalten, das zur Dekoration zwischen den Seerosen herumschwamm. Irgendwo fanden wir einen Zaunpfahl und schoben ihn in den Weiher, denn dass Holz oben schwimmt, wussten wir. Sabine und ich waren zusammen im Schwimmkurs gewesen und konnten uns schon ein paar Züge über Wasser halten. Doch einem Kind, das mit Dirndl, Jacke und Gummistiefeln in einen Teich fällt, bringt das nicht viel. Irgendwann muss ich wohl auch losgelaufen sein, denn daran, wie ich auf dem Weg zurück zum Hotel fast von den Erwachsenen umgerannt wurde, erinnere ich mich wieder deutlich. Stefanies Vater Rainer sehe ich in weißem Feinripp vor mir, schon im Laufen dabei, sich auszuziehen. Mein letztes Bild von diesem Tag ist die Oberfläche des Seerosenteiches. Ohne das Holzhäuschen. Und ohne Sabine.

Sabine starb nicht an diesem Tag und vielleicht nicht einmal an diesem Unfall. Doch ich habe meine Freundin nie wiedergesehen. Ich war nicht im Krankenhaus, nicht auf ihrer Beerdigung und nie an ihrem Grab. Mich von all dem Schrecklichen fernzuhalten, schien den Erwachsenen damals der richtige Umgang, ich würde größer werden, alles vergessen und eine neue Freundin finden. Richtig daran ist nur, dass ich größer wurde. Eine neue Freundin fand ich nicht, Spielkameradinnen ja, aber das für viele Mädchen so bedeutende Etikett der »besten Freundin« schien nicht mehr verwendbar.

Ist das ein Trauma? Bin ich traumatisiert?

Ich habe schon erzählt, dass meine Therapeutinnen und ich in den vielen Jahren meiner Psychotherapie zwischenzeitlich nach Traumata geschürft haben wie Goldgräber nach Edelmetall. Selbstverständlich landete auch Sabines Tod irgendwann im Sieb, und wir betrachteten das Erlebnis von allen Seiten. War es schlimm? Ja. Erklärt es eine Depression Jahrzehnte später? Eher nicht. Für Sabines Familie, ihre Eltern, ihren Bruder muss ihr Tod um ein Vielfaches schlimmer gewesen sein als für mich, und ich bin nicht der einzige Mensch, der etwas Derartiges mitgemacht hat. Niemand kann ein paar Jahrzehnte auf dieser Welt verbringen, ohne mit Trauma in Berührung zu kommen. Für alle, die Sabines Unfall und ihren Tod miterlebt haben, war das Ereignis eine Tragödie. Für niemanden war es die einzige im Leben, für manche nicht einmal die schlimmste. In den Biografien der Augenzeugen und Verwandten kommen Suizide und Sucht vor, Gewalt und Krieg, tödliche Krankheiten und Unfälle.

Wenn ich also jetzt die Geschichte von Sabines Tod erzähle, von meinen Gefühlen dazu und von meinem Versuch, Jahrzehnte später noch einmal zu trauern, dann nicht, weil ich glaube, dass dieses Erlebnis außergewöhnlich schwer wiegt oder gar als Begründung für meine psychische Erkrankung taugt. Sondern weil ich glaube, dass jeder und jede von uns irgendwann so etwas verkraften muss. Trauer, die nie ein Ventil findet, ist wie eine Entzündung, die sich unter der Haut verkapselt hat. Die schmerzt oft lange nicht, außer natürlich, man kommt hin. Von selbst heilt so etwas selten. Die Frage ist also: Wie dann?

Ich begann mit Sabines Bruder Martin und sagte ihm, wie schade es sei, dass ich mich von seiner Schwester nie so hätte verabschieden können wie jetzt von meiner Mutter. Martin ist katholischer Pastoralreferent – der Pastoralreferent, der durch die Trauerfeier für meine Mutter geführt hatte. Meine Familie und seine Familie waren und sind seit Jahrzehnten befreundet. Martin schlug vor, doch jetzt mal das Grab zu besuchen.

Das taten wir, doch als Erstes fuhren wir zum Unfallort. Der Teich, in den Sabine damals fiel, ist nicht weit von München entfernt. Martin war auch dabei gewesen an dem Tag, allerdings nicht mit am Seerosenteich, sondern er stand mit seiner Mutter an der Rezeption. Ich habe mich oft gefragt, ob das alles vielleicht nicht passiert wäre, wenn er bei uns gewesen wäre. Vielleicht wäre ihm als Neunjährigem aufgefallen, dass Kaulquappen fangen keine gute Idee ist.

Als wir auf dem Hotelgelände ankamen, regnete es heftig, und es war schon fast dunkel, aber ich erkannte alles sofort wieder. Hier die Rezeption, dort der Wintergarten, in dem die Erwachsenen noch beim Essen saßen, Kaffee tranken und zahlten, während uns Kindern längst langweilig war und wir das Gelände erkundeten. Dort der Weg hinter das Haus, die Wiese, der … Teich? War nicht mehr da. Die Stelle aber, wo er bis vor Kurzem gewesen sein musste, war deutlich zu erkennen. Ich fragte die Frau an der Rezeption danach, sie wusste von nichts. Auf dem Lageplan des Hotels war er eingezeichnet. Ich rief in den nächsten Tagen ein paar Mal dort an, um herauszufinden, wann und warum der Teich zugeschüttet worden war, und bekam darauf verschiedene Antworten. Weil öfter mal Kinder reingefallen sind. Wegen dem Viechzeugs. Weil es so teuer gewesen wäre, die Folie zu erneuern. Was ich eigentlich gern fragen wollte, aber mich nicht traute: Warum erst jetzt? Warum hat man den Teich nicht sofort zubetoniert, nachdem meine beste Freundin dort versunken war? Das zumindest war mein Gefühl, als ich auf der Wiese im Regen stand.

Als Nächstes sammelte ich Erinnerungen ein, die der anderen Beteiligten, und verglich sie mit meinen. Mein Bruder Georg sagte mir, für ihn sei Sabine schon immer tot gewesen. An sie als lebendigen Menschen habe er keine Erinnerungen. An den Tag des Unfalls schon. Der damals Dreijährige wusste noch, wie unser Papa den Teich unterschätzte, einfach reinwatete und genau wie Sabine sofort ausrutschte. Die Lederhose hing tagelang auf unserer Terrasse, und im Wohnzimmer auf unserer rot-weiß gepunkteten Wachstuchtischdecke lagen die 50-Mark-Scheine zum Trocknen. Georg konnte auch beschreiben, wie Rainer und Papa immer wieder an die Oberfläche schwammen, nach Luft schnappten und erneut untertauchten. Mein Vater sagte, dass er damals verzweifelt dachte: »Es kann doch nicht sein, dass wir dieses Kind da drin nicht finden!« Der Teich hatte vielleicht fünf Meter Durchmesser, war aber eineinhalb oder zwei Meter tief, erzählte mir Rainer. Das Wasser war trüb, er konnte kaum etwas erkennen. Erst beim zweiten oder dritten Tauchgang erblickte er etwas Helles, Sabines Strumpfhose, und zog sie heraus. Ein zufällig anwesender Mann von der Bergwacht versuchte, sie zu reanimieren. »Ich sehe sie noch da auf der Wiese liegen, im nassen Dirndl, reglos«, sagte mein Bruder. »Wo war ich da?«, fragte ich ihn und wunderte mich darüber, dass ich das nicht mehr wusste. »Wir standen alle da herum«, sagte Georg, »auch du.« Doch ich erinnere mich nicht.

Was weiter passierte, kenne ich daher nur aus den Erzählungen von Martin, von Sabines Mutter, ihrem Vater, von Rainer und von meinem Vater: Der Rettungswagen kam und brachte Sabine ins Garmischer Krankenhaus. Von dort aus wurde sie noch am selben Tag nach München verlegt. Eine Woche lang lag sie im künstlichen Koma, dann ließ man sie langsam aufwachen. Die Ärzte bereiteten ihre Eltern darauf vor, dass sie verwirrt sein könnte, möglicherweise niemanden erkennen würde, doch Sabines Mutter berichtete mir: »Alles, was sie davor gekonnt hatte, konnte sie danach auch.« Ihr Vater erinnerte sich im Gespräch mit mir daran, dass Sabine sofort ihre beste Freundin Verena anrufen wollte und sogar deren Telefonnummer auswendig wusste. Als er mir das erzählte, war ich erst mal verwirrt. Ihre beste Freundin Verena? Ihre beste Freundin war doch ich!

Ein paar Wochen lang fragte ich mich, ob ich mich an alles falsch erinnerte, unfassbar übertrieb, wenn ich nach mehr als drei Jahrzehnten behauptete, den Tod meiner besten Freundin noch nicht ganz verkraftet zu haben, obwohl wir vielleicht gar nicht so wichtig füreinander gewesen waren. Dann erst fiel mir auf: Anders als die anderen Kinder, mit denen Sabine befreundet gewesen war, hatte ich sie ins Wasser fallen sehen. Ich hatte also zwei Dinge zu bewältigen: ihren Unfall. Und ihren Tod.

Sabine lag eine Weile auf der Intensivstation, dann auf der normalen Kinderstation. Es ging ihr gut, sie sprach und spielte, fragte und malte. Einmal schaffte sie es bis zum Münztelefon im Erdgeschoss, um ihrer Oma zum Geburtstag zu gratulieren. »Ich komm bald nach Hause«, sagte sie. Dass ich nie im Krankenhaus gewesen bin, habe ich mir immer damit erklärt, dass mich die Erwachsenen vor einem weiteren verstörenden Erlebnis schützen, mir den Anblick einer Sabine an Geräten und Schläuchen ersparen wollten. Als ich dreißig Jahre später erfuhr, wie gut es ihr zwischendurch ging, war ich wütend. Wieso hatte mir niemand den Abschied ermöglicht, wieso durfte ich sie nicht sehen? Doch dann fand ich heraus, dass es eine ganz profane Erklärung gab: Wir verbrachten die Pfingstferien bei meinen Großeltern, und alle dachten, Sabine würde ohnehin bald aus dem Krankenhaus entlassen. Zu mir sagten meine Eltern damals: Zu deiner Geburtstagsfeier kommt die Sabine raus. Sabine starb einen Tag nach meinem Geburtstag an einer Hirnhautentzündung.

All diese Informationen lösten etwas in mir aus, als ich sie mehr als 30 Jahre nach Sabines Tod peu à peu herausfand. Ich war traurig, ich war wütend, ich war verwirrt, ich stellte mir und anderen Fragen, ich bekam Antworten, die wiederum neue Fragen aufwarfen. Immer wieder entdeckte ich ein neues Puzzleteil, das ein neues Gefühl auslöste. Zum Beispiel die Frage nach den Bakterien, die die Entzündung verursacht hatten. Wo kamen die denn her?

Die Ärzte vermuteten, dass Keime im Teichwasser waren. Möglicherweise hat sie aber auch jemand im Krankenhaus angesteckt. Im Laufe der Gespräche wurde mir klar, dass nicht nur ich, sondern auch alle anderen Beteiligten nach einer Version der Ereignisse suchten, mit der sie irgendwie leben konnten, die zur eigenen Erinnerung, zum Selbstbild und zu den eigenen Gefühlen passte. Da kann der Gedanke helfen, dass die Todesursache vielleicht gar nicht (nur) der Unfall war. Für Sabines Mutter scheint diese kleine Unsicherheit eine Erleichterung. Sie trägt auch nach Jahrzehnten schwer an der Tatsache, dass sie nicht bei ihrer Tochter war, als diese ins Wasser fiel. Martin glaubt, ein Zaun um den Seerosenteich hätte den Unfall verhindern können. Meine Mutter erzählte von einem Missverständnis unter den Erwachsenen, die dachten, der vier Jahre ältere Martin wäre bei uns Kleinen. Und Bela, Sabines Vater, findet bis heute, seine damalige Frau hätte besser aufpassen müssen. Das allerdings sagt sich leicht, er selbst war am fraglichen Nachmittag bereits abgereist, weil er zum Tennisspielen verabredet war.

Sabine wurde in dem bayerischen Dorf beerdigt, aus dem ihre Mutter stammt. Von uns Freundinnen und Freunden aus Kindergarten und Kirche war niemand dabei, man wollte es uns Kindern nicht zumuten, auch nicht den Anblick von Sabine, im offenen Sarg aufgebahrt. Dabei ist das wichtig. Trauerbegleiter sagen, dass gerade Kinder den Tod viel besser »begreifen« können, wenn sie die Verstorbenen noch mal sehen, vielleicht sogar berühren und dem Verstorbenen etwas in den Sarg legen können. Ein Bild, ein Kuscheltier, einen Brief.

Zeit allein heilt keine Wunden, die Seele braucht auch die Möglichkeit, ihre Trauer auszudrücken. Sie zu verschmerzen.

Ich hatte diese Möglichkeit damals nicht. Stattdessen erwarteten alle um mich herum, dass sich die Trauer von selbst auflösen würde. Sabine und ich wollten unbedingt dieselbe Klasse besuchen, was unsere Eltern bei der Schuleinschreibung auch so angegeben hatten. Statt mit den Kindern aus meiner Kindergartengruppe kam ich also in die Klasse mit ihren – nur ohne sie. Am ersten Schultag wusste ich nicht, neben wen ich mich setzen sollte. Sabine und ich hatten viele Dinge zusammen gemacht, waren beim Kinderturnen und beim Skifahren. Nach ihrem Tod hörte ich damit auf. Ohne sie die Dinge zu tun, die ich davor mit ihr getan hatte, schien mir unerträglich. »Deine Mama hat mir immer erzählt, wie sehr du leidest«, berichtete mir Sabines Mutter, als wir auf ihrem Balkon bei Melonen und Weißwein saßen und uns über den Tod ihrer Tochter unterhielten. Sie wirkte mitgenommen, presste die Daumen fest in die verschränkten Arme und schaute an die Hauswand, als sie sich an den für sie schlimmsten Moment erinnerte. Den Moment, in dem der Arzt ihr sagte: »Bei der Sabine besteht keine Hoffnung mehr. Sie wird sterben.«

Als ich Sabines Vater traf, schien er sich darüber zu freuen, nun endlich mal seine Version der Geschichte erzählen zu dürfen. Vielleicht hätte er das damals auch gekonnt. Gemacht hat er es auf jeden Fall nicht. Er hat mit niemandem ausführlich über Sabines Tod gesprochen, macht bis heute viele Dinge mit sich selbst aus. Wenn es ihm schlecht geht, treibt er Sport. Dass seine Frau ganz anders getrauert hat, so viel über alles geredet hat, mit Freundinnen und sogar mit Reportern, hat er damals nicht verstanden. Sabines Tod war für ihn nicht nur eine Tragödie, sondern auch eine Kränkung. Er ist ein stolzer Mann, es war schrecklich für ihn, seine Geschwister anrufen und zugeben zu müssen: Der Sabine ist etwas passiert. »Ich würde sagen, ich habe das inzwischen verkraftet«, sagte ihr Vater. »Doch alle, die mich kennen, sagen: Der hat das überhaupt nicht verkraftet.«

Weniger als ein Jahr nach Sabines Tod bekamen ihre Eltern einen Sohn, kurz darauf das dritte (oder, wenn man Sabine mitzählt, das vierte) Kind. Beide bezeichnen das als Geschenk. Das Leben ging weiter, es war viel zu tun. Gegenseitig trösten konnten sie sich nicht, auch Martin erinnert sich nicht, mal an der Schulter seiner Eltern um seine Schwester geweint zu haben. Er kuschelte sich in einen riesigen Pandabären, der Sabine gehört hatte, und kümmerte sich um sich selbst, fand Halt in der Gemeinde. »Ich war schon immer ein sehr selbstständiges Kind und habe Sachen allein gemacht«, sagte er, während wir nach unserem Besuch an Sabines Grab zurück nach München fuhren. Und wir erinnerten uns gemeinsam an das Gemüsebeet, das Martin im Garten meiner Eltern angelegt hatte, und seinen Herzenswunsch, ein Min-Max-Thermometer, das er sich von Bekannten schenken ließ, als die nach dem Unfall mit ihm beim Einkaufen waren und fragten, was er gerne hätte.

So viele verschiedene Strategien im Umgang mit Trauer: Bela machte Sport, Martin suchte Unterstützung in der Pfarrgemeinschaft, Sabines Mutter bei Freundinnen und im Gebet. Wie genau man mit seinen Gefühlen umgeht, ist meiner Meinung nach unerheblich (solange man dabei niemand anderen verletzt, eh klar). Wichtig ist aber, dass man etwas tut. Dass mich Sabines Tod nach mehr als 30 Jahren noch so beschäftigte, während andere den Schmerz schon loslassen konnten, liegt meiner Meinung nach genau daran. Ich hatte nichts gemacht, für mich gab es keinen Ort, keine Zeremonie, kein gar nichts, wo ich meine kindliche Trauer hätte lassen können. Die Erwachsenen um mich herum haben es sicher gut gemeint, als sie den Unfall und Tod möglichst schnell vergessen machen wollten. Allein, es klappte eben nicht. Gefühle brauchen Raum.

Viele der Hinterbliebenen von Sabine fanden diesen Raum im Glauben. Als ich Sabines Mutter fragte, wie es ihr heute geht, wenn sie an den Tod ihrer Tochter denkt, sagte sie: »Es macht einem immer noch viel aus. Aber es zerreißt einen nicht mehr so.« Martins Worte waren: »Sabines Tod hat meinen Glauben nicht gebrochen. Gott hat mich getröstet, und das Gebet hat mir immer Halt gegeben.« Wer an Gott glaubt, muss nicht alles selbst verstehen. Wer an Gott glaubt, hält sich nicht mit der Illusion auf, alles immer kontrollieren zu können. Der Glaube half Sabines Mutter, Martin, Rainer und vielen anderen Beteiligten, den Tod zu verkraften, weil in der Verbindung zu Gott der Raum entsteht, in dem die Trauer ihren Platz finden kann.

Ich habe auch an Gott geglaubt, als ich klein war. Nach Sabines Tod stellte ich sie mir als Engel vor und erzählte an Weihnachten meinem kleinen Bruder, sie flöge jetzt gerade durchs Wohnzimmer, um dem Christkind bei der Bescherung zu helfen. Dieses Bild mochte ich so gerne, dass ich es mir selbst dann noch vorstellte, als mir längst klar war, dass meine Eltern die Geschenke kauften. In meiner Fantasie flog Sabine jeden Winter im weißen Kleid um das Haus meiner Oma, um Geschenke zu bringen. Auch Gott begleitete mich immer in meinen Gedanken. Wenn ich meine Brille in der Sportumkleide vergessen hatte, betete ich beim Zurückrennen: »Bitte, lieber Gott, mach, dass die Brille noch da ist.« Ich bot Gott auch regelmäßig Deals an, versprach ihm, am Sonntag in die Kirche zu gehen, wenn er dafür sorgte, dass ich in Erdkunde nicht drankam. Und wenn ich mir nicht sicher war, was ich tun sollte, bat ich ihn um ein Zeichen: »Ich schaue jetzt auf die Uhr. Ist die Minutenzahl gerade, mache ich es. Ist sie ungerade, lasse ich es sein.« Nach meiner Erstkommunion in der dritten Klasse war ich zum ersten Mal bei der Beichte, und nein, in unserer Pfarrei gab es keine vergitterten Beichtstühle, in denen man knien musste und seine Sünden ins Dunkel sprechen. Unser Gemeindepfarrer lud zur Beichte ins Pfarrbüro, das war gerade einmal zwei Hausnummern von unserer damaligen Wohnung entfernt. Er setzte sich mit mir in einen Raum, den ich damals für sein Wohnzimmer hielt, weil da Sofas und ein Plattenspieler standen, und ich erzählte ihm eine halbe Stunde lang von meinen »Sünden«: Ich hatte meine Mama angeschwindelt, meinen Bruder geärgert, ich war eifersüchtig auf ihn, weil ich das Gefühl hatte, dass er viel mehr Aufmerksamkeit bekam als ich, und außerdem hatte ich die ganze Schokolade aufgegessen und dann behauptet, dass ich es nicht gewesen war. Diesen Kinderkram beichtete ich, und es machte mir einerseits wirklich viel aus, all diese Dinge, die mir so unangenehm waren, vor einer erwachsenen Autoritätsperson auszubreiten. Andererseits fühlte ich mich in dieser halben Stunde so vollkommen ernst genommen in dem, was mich beschäftigte und bedrückte, dass ich es fast genoss. Am Ende beteten wir gemeinsam, der Pfarrer schenkte mir eine Sonnenblume, und mir ging es besser. Wenn ich also Therapie mit der Beichte vergleiche, dann ist das die Art von Beichte, an die ich denke. Ein ernsthaftes Gespräch, in dem alle Gefühle sein dürfen, das Raum schafft, für alles, was eben so da ist, ohne Wertung, ohne Belehrung.

Leider verlor ich meinen naiven Kinderglauben mit den Jahren. Nach der Firmung hörte ich auf, mich in der Gemeinde zu engagieren, zu peinlich war es mir gewesen, während des Firmunterrichts als katholisches Vorzeigemädchen herhalten zu müssen. Weil der Diakon, der den Unterricht leitete, mich als einziges Kind kannte und außerdem sicher sein konnte, dass ich alle Antworten wusste, sprach er mich ständig an. Bei meinen Klassenkameradinnen ließ mich das nicht gerade cool wirken.

Je älter ich wurde, desto kritischer sah ich die katholische Kirche. Als Nachrichtenjournalistin musste ich Skandal um Skandal vermelden: die umstrittene Annäherung an die erzkonservative Piusbruderschaft, die große Zahl an Missbrauchsfällen und den beschämenden Umgang mit den Opfern und Tätern und nicht zuletzt den Status der Frau in der katholischen Kirche. Ich rang jahrelang mit mir, zahlte noch einige Jahre Kirchensteuer, bevor ich mich dann doch aufraffte, aus der katholischen Kirche auszutreten. Dass es so lange gedauert hat, kann ich nur mit Gefühlen erklären. Beschränke ich mich auf rationale Argumente, bin ich sofort fertig mit der Kirche. Doch sie hat mir lange Jahre, vor allem als Kind, so viel bedeutet. Ich habe mich von Gott beschützt und verstanden gefühlt, und manchmal vermisse ich dieses Gefühl noch heute. Zwar bin ich keine Atheistin geworden, nach wie vor bin ich der Überzeugung, dass es irgendeine Kraft außerhalb dessen gibt, was wir Menschen sehen und verstehen können. Doch das kindliche Vertrauen in einen gütigen alten Mann, der im Himmel auf einer Wolke sitzt und das mit der Brille und der Erdkunde-Ex schon für mich regelt, wenn ich brav bin, das habe ich längst verloren.

Beten wollte ich deswegen nicht, als Martin und ich am Grab standen. Wir verharrten da einfach nur ein paar Minuten. Es sah aus, als würde sich nie jemand darum kümmern, nur ein Weinstock und vertrocknetes Unkraut wuchsen darauf. Was daran lag, dass ihr Onkel gerade dabei war, es umzugestalten, wie ich später erfuhr. Mir machte es nichts aus, das Grab sah aus, wie es eben aussah. Und ich habe jetzt ein weiteres Bild für mein inneres Album, das ich neben dem Kindergartenfoto im Strickpulli und dem Film vom Unfall ablegen kann. Ich habe Sabine neu verortet, meinen Gefühlen viel Zeit und Raum gegeben, fast alle meine Fragen sind nun beantwortet. Vielleicht funktioniert Trauern so. Wahrscheinlicher ist, dass es für jeden anders funktioniert, doch in jedem Fall ist es eine Auseinandersetzung. Mit dem Verstorbenen, mit dem Geschehenen, mit den Gefühlen dazu und dem, was man darüber glaubt, denkt und weiß. Es ist nicht wichtig, alle Fragen zu beantworten. Aber es ist wichtig, sie zu stellen.

Der Schmerz, der mich beim Gedanken an Sabines Unfall und Tod bislang immer kurz durchzuckt hat, wurde bei alledem erst stärker – und dann ging er weg. Als hätte er mal etwas Platz gebraucht, um sich auszubreiten und dann, endlich, verschwinden zu können.

Erkenntnis: Gefühle, die wir nicht zulassen, gehen nicht weg. Sie gehen nur woanders hin.

IST DAS NOCH CORONA-LAUNE ODER SCHON DEPRESSION?

PANDEMIE UND PSYCHE

All die Therapien, all die Reflexion über Trauer, Depressionen und andere emotionale Zustände führten dazu, dass ich 2020 dachte, ich hätte mich mittlerweile wirklich verstanden. Mal wieder war ich der Ansicht, ich bräuchte vielleicht nicht mehr ganz so viele Tabletten, könnte vielleicht mit etwas weniger chemischer Unterstützung mit dem umgehen, was ich so empfand und wie es mir so ging. Ich meinte, stabil zu sein und hatte die Nebenwirkungen satt. Ich wollte reduzieren. Meine Psychiaterin war einverstanden.

Dann kam Corona. Ein respiratorisches Virus, das natürlich erst mal rein gar nichts mit meiner psychischen Gesundheit zu tun hatte. Dann aber doch, als mit dem Lockdown plötzlich alles anders war. Auf einmal hatten die Schulen zu, die Kindergärten, Restaurants, Geschäfte, Kinos, einfach alles. An den Spielplätzen flatterten Absperrbänder, private Treffen waren verboten. Stattdessen waren Homeschooling und Homeoffice angesagt, Bundeskanzlerin Angela Merkel sagte: »Es ist ernst.«

Während ich das aufschreibe, spüre ich wieder, wie viel Angst ich damals hatte. Ja, vielleicht spüre ich sie jetzt erst so richtig, damals war ich wie so viele andere nonstop damit beschäftigt, mich und meine Familie durch die Krise zu managen. Wir wissen heute, dass Deutschland relativ glimpflich durch die erste Welle gekommen ist. Damals war das nicht abzusehen. Inzwischen sind alle Erwachsenen, die wollen, längst geimpft. Im Frühjahr 2020 war damit nicht zu rechnen.

Tagsüber rödelten Matthias und ich wie die Blöden, um trotz dieses Ausnahmezustands irgendwie klarzukommen. Abends schauten wir auf der Couch in der Serie ›Babylon Berlin‹ der Weimarer Republik beim Untergang zu. Endzeitstimmung. Manchmal trank ich einen Gin Tonic dazu. Öfter hatte ich Migräne. Angst und Stress und Sorgen hatten damals alle, dafür musste man nicht psychisch krank sein. Ich fühlte mich daher in guter Gesellschaft, als mir die Tagesstruktur und die Kontakte, der Sport und die Verpflichtungen zunehmend fehlten und meine Stimmung immer mieser wurde. Erst als im Sommer 2020 die Gesellschaft wieder auflebte, ich aber nicht, merkte ich, dass da neben der Corona-Laune noch etwas anderes war.

Auf Spielplätzen gibt es manchmal diese Drehscheiben, auf die Kinder sich setzen oder stellen. Ist so eine Scheibe erst mal in Schwung, dreht sie sich fast von alleine weiter, es braucht nur noch ab und an einen Stupser. Sie nach dem Stillstand in Bewegung zu bringen, ist jedoch sehr mühsam. Mein Sozialleben ist so eine Scheibe. Vor der Pandemie war ich wie so viele Menschen meistens in Bewegung. Morgens um sechs Uhr klingelte der Wecker, ich machte erst mich fertig, dann die Kinder, anschließend Kindergarten, Schule, Büro und wieder retour. Auf ein Mittagessen mit der Kollegin folgte automatisch das nächste in ein paar Wochen, genauso lief es mit Kaffeetreffs, gelegentlichen Veranstaltungen oder Feierabend-Drinks. Ciao, war schön, bis zum nächsten Mal! Dienstags und samstags ging ich zum Sport, das war gesetzt, darüber dachte ich gar nicht nach. Am Wochenende Treffen mit Familie Dingens, ein Besuch bei meinem Vater oder ein Ausflug nach irgendwohin.

«Wollen wir uns mal wieder sehen?«

«Wie wäre es mit Samstag in drei Wochen?«

«Halten wir fest!«

«Ich freu mich drauf, bis da-hann!«

Und so drehte sich die Scheibe automatisch weiter, fast mühelos. Die Pandemie bremste dieses Kontaktkarussell so plötzlich ab, dass ich fast runtergefallen wäre, und bis heute bin ich nicht mehr so richtig in Schwung gekommen.

Im Lockdown schliefen wir länger und länger. Duschen verschob ich auf später oder den nächsten Tag. Mich zurechtzumachen war überflüssig, reichte es doch, gegen 9 Uhr online zu sein. Abends saßen wir dafür bis nach Mitternacht vor der Glotze oder daddelten auf unseren Handys. Haltung bewahren? Wofür? Ohne die äußeren Zwänge ging mir meine innere Stabilität verloren. Wer oder wie oder was war ich eigentlich noch, wenn mich keiner sah?

Manche kamen im Lockdown auf den Gedanken, dass man jetzt, mit wenig Kontakt zur Außenwelt, endlich zu sich selbst finden könnte. Journalisten (meist männliche) schrieben Essays über Entschleunigung und Konzentration aufs Wesentliche. Bei mir klappte das nicht. Nach einem ganzen Tag mit genau null Begegnungen außerhalb des eigenen Hausstands saß ich abends auf der Couch und fragte mich: Wer bin ich? Bin ich noch schlagfertig, wenn ich kaum Gespräche führe? Sind wir überhaupt noch irgendwer ohne den Resonanzraum, den uns die anderen bieten? Eine amorphe Masse, glibberig, wie ein aus der Form gefallener Wackelpudding? Für mich fühlte es sich so an. Es stellte sich heraus, dass mir erst die anderen meine Form gegeben hatten. Die ständigen Interaktionen, die Dutzende sozialen Kontakte waren es, die meinen eigenen Identitätswackelpudding in sein Förmchen pressten, die mich fröhlich machten, traurig oder auch nichts davon. Zu meiner schlechten Laune gesellten sich der Frust über das politische Pandemiemanagement und Angst vor der Zukunft, da sowohl in meinem Unternehmen als auch in dem meines Mannes Kurzarbeit angesagt war. Dass sich auch noch eine schwarze Depressionswolke darüberschob, erkannte ich immer noch nicht. Es gab schließlich genügend gute Gründe dafür, sich nicht besonders wohlzufühlen. Ich war der Meinung, klarzukommen. Krise, das kann ich schließlich besser als so manch andere!

Spätestens mit Beginn der Debatten über Lockerungen wurden psychisch Kranke plötzlich auch politisch zum Thema. Politiker, die Öffnungen wollten, begründeten das teils damit, dass Depressive den Lockdown nicht mehr aushielten, es drohe eine Suizidwelle. Ich fühlte mich da richtiggehend missbraucht. Als psychisch Kranke hätte ich eine Corona-Politik gebraucht, die Spielplätze vor Autohäusern öffnet, Schulen vor Baumärkten, die die Bedeutung von Beziehungen und Freundschaften versteht. Eine

Politik, die den Menschen in den Mittelpunkt stellt und nicht die Umsätze, die verlässlich agiert und sich rechtzeitig um Masken, Tests, Luftfilter und Schutzkonzepte kümmert, damit berufliche und private Treffen wieder möglich sind. Hektische Öffnungen von Möbelhäusern sind keine Suizidprävention.

Dabei habe ich mir damals tatsächlich eine neue Couch gekauft, sie ist auch sehr schön, und ich habe noch nie ein Möbelstück so ausgiebig bewohnt wie dieses. Trotzdem erlebte ich im Laufe des Pandemiejahres eine weitere depressive Phase, und das ging vielen Betroffenen so. Ulrich Hegerl, Vorstandsvorsitzender der Stiftung Deutsche Depressionshilfe, wies zwar in vielen Interviews den Gedanken zurück, dass auf Corona-Pandemie und Gegenmaßnahmen eine »Depressions-Epidemie« bei bislang Gesunden folgen werde. Doch vor allem diejenigen, die vorbelastet waren, traf der Lockdown hart. Die Tagesstruktur fiel weg, die Menschen bewegten sich weniger, schliefen mehr und zogen sich auch tagsüber manchmal ins Bett zurück. Doch regelmäßige Bewegung und ein strukturierter Tag beugen einer Depression vor, zu viel Schlaf ist hingegen kontraproduktiv. Den Lockdown als Chance zu sehen und die Entschleunigung zu genießen, das gelang psychisch Kranken sehr viel schlechter als gesunden Menschen, auch wenn das im ersten Moment widersprüchlich scheinen mag. Ich wurde oft gefragt, ob es für mich als Depressive entlastend sei, wenn nichts mehr stattfindet, man niemanden mehr trifft und nichts mehr muss. Nach meiner Erfahrung ist das höchstens einen Moment lang so. Zu viel Leere gibt der Depression zu viel Platz, um sich auszubreiten. Die beste Prävention ist meiner Meinung nach eine kontinuierliche Verbindung mit anderen Menschen, und damit meine ich nicht nur meine Familie und die Handvoll richtig guter Freundinnen, die ich auch während der Pandemie regelmäßig sah oder wenigstens sprach. Auch flüchtige Kontakte sind entscheidend für unser Wohlbefinden, wie die Psychologin Gillian Sandstrom von der Universität Essex herausfand. Ihrer Forschung zufolge geht es einem an Tagen, an denen man viele Menschen trifft, besser als an Tagen mit wenigen Interaktionen. Dazu kam bei vielen Patienten, dass Therapiesitzungen und Klinikaufenthalte nicht stattfinden konnten und verschoben wurden. In der Summe führte das dazu, dass noch im Juli 2020, als etliche Maßnahmen längst gelockert waren und viele das Leben wieder genossen, eine Mehrheit der von Depressionen Betroffenen die Situation noch immer als »bedrückend« einschätzten (68 Prozent gegenüber 36 Prozent in der Gesamtbevölkerung).

Genau so habe ich es erlebt. Erst im Sommer nach der ersten Welle spürte ich, was mich der Lockdown gekostet hatte und dass ich anders als die anderen einfach nicht mehr in Schwung kam. Auch als die Studios wieder geöffnet waren, schaffte ich es nicht, zum Sport zu gehen. Ich konnte mich nicht aufraffen, mal jemanden zu treffen. Dann war ich im Urlaub. Ich radelte mit meiner besten Freundin durch Franken und lag mit meinen Kindern in Italien am Strand. Nichts war richtig schön. Füße im Sand, Aperol Spritz in der Hand, Blick aufs Meer – vielleicht jetzt mal genießen? In mir blieb es leise, ich war nicht mehr auf Sendung, die depressive Wolke störte den Empfang.

An einem Sonntag kehrten wir wieder nach Hause zurück, und ich googelte als Allererstes die Sprechzeiten meiner Psychiaterin. Die Praxis öffnete am Montag um 13 Uhr. Den Vormittag verbrachte ich verzweifelt auf der Couch, heulte oder starrte vor mich hin und dachte an den Tod. Die vergangenen Monate hatte ich mir meine Gefühle mit Corona-Laune wegerklärt, jetzt sah ich ein: Ich hatte wieder Depressionen. Diese Einsicht lässt mich stimmungsmäßig immer noch mal ein paar Etagen nach unten fahren. Ich setzte mich in die U-Bahn, stellte mich um 12.45 Uhr vor die Praxistür und sagte: »Hallo, ich bin ein Notfall.« Das hatte ich zuvor noch nie gemacht. Ich war immer die, die brav vorher anrief und mit einem Termin in sechs Wochen einverstanden war. Meine Ärztin schrieb mich einige Wochen krank und verordnete wieder Lithium.

Ich habe inzwischen gelernt, dass ich nicht warten muss, bis es überhaupt nicht mehr auszuhalten ist. Zwar habe ich wie immer eine Weile gebraucht, bis ich mir selbst die Frage »Ist das noch schlechte Laune oder schon eine Depression?« beantworten konnte. Bekanntermaßen ist selbst für Expertinnen der Unterschied schwer zu fassen. Doch sobald ich erkenne, dass es wieder eine Depression ist, hole ich mir mittlerweile Hilfe. Sofort.

Nicht nur psychisch Vorbelastete litten, auch die seelische Gesundheit der Allgemeinheit verschlechterte sich während der Pandemie zwischendurch deutlich. Manche forderten deswegen sofort mehr Kassensitze, mehr Medikamente, mehr Psychotherapie. Ich finde diesen Kurzschluss immer schwierig. Nichts gegen Therapie und Tabletten –

wie viel ich von beidem halte, sollte mittlerweile klar sein. Aber sie helfen nicht gegen alles. Von belastenden Zuständen belastet zu sein, ist kein Zeichen einer psychischen Krankheit – im Gegenteil. Wenn Menschen im Angesicht einer globalen Pandemie ängstlich, unsicher und überfordert sind, sind das vollkommen berechtigte Gefühle, die sich nicht wegtherapieren lassen.

Das Gleiche gilt für Sorgen wegen des Klimawandels, Wut wegen sozialer Ungerechtigkeit, Angst vor Gewalt. Bei gesellschaftlichen Missständen helfen weder Medikamente noch therapeutische Gespräche. Eine Behandlung unterstützt höchstens dabei, zu erkennen, warum es einem schlecht geht und dass man nicht selbst daran schuld ist. Sie kann auch dabei helfen, im Alltag besser zurechtzukommen und, wenn nötig, Veränderungen anzustoßen. Was sie meiner Meinung nach weder kann noch sollte, ist, Patientinnen dazu zu bringen, nicht akzeptable Zustände zu akzeptieren.

Ein konkretes Beispiel aus meiner eigenen Therapiegeschichte ist die Auseinandersetzung mit meiner Mutterrolle. Ich habe schon davon erzählt, wie schwer es mir fiel, darin anzukommen. Medikamente stabilisierten mich damals, Psychotherapie half dabei, alle Gefühle dazu zuzulassen – auch die negativen und die widersprüchlichen. Das war sehr wichtig. Dennoch haderte ich weiter mit der Realität des Frau- und Mutterseins, ich tue das bis heute. Wie so viele scheitere ich täglich an der Vereinbarkeit von Familie und Beruf, ich habe das Gefühl, nirgends genug zu leisten, und bin trotzdem jeden Abend vollkommen fertig. Hier hilft es mir nicht, mich mit ganz viel Achtsamkeit und schlauen To-do-Listen selbst noch ein wenig weiter zu optimieren. Ich will mich auch nicht weiter psychoanalytisch mit den transgenerationalen Mutterbildern in meiner Herkunftsfamilie auseinandersetzen. Mir hilft hier nur noch Feminismus – und die Erkenntnis, dass eine Arbeitswoche mit 40 Stunden und mehr eben nur für Menschen (meist Männer) funktioniert, die für alle anderen Angelegenheiten eine Hausfrau und/oder Personal haben. Mütter hingegen haben nur drei Möglichkeiten, die alle auf ihre Art beschissen sind: Vollzeit erwerbsarbeiten und das Kind weniger sehen, als man gerne würde (nein, damit will ich nicht auf das Rabenmutter-Klischee hinaus. Die meisten Eltern, die 40 Wochenstunden und mehr arbeiten, tun das nur, weil sie es sich anders nicht leisten können oder glauben, dass ihre Karriere anders nicht möglich wäre). Mütter, die wenig oder gar nicht erwerbsarbeiten, sind finanziell von Partner und/oder Staat abhängig oder arm. Die dritte und verbreitetste Möglichkeit ist, Teilzeit zu arbeiten und sich komplett zerrissen zu fühlen, siehe oben. Wer alleinerziehend ist, hat diese Auswahlmöglichkeiten nicht und dafür eine erhöhte Wahrscheinlichkeit für Depressionen und andere psychische Krankheiten.

An Tagen, an denen ich mir zwischen Büro, Kindergarten und Supermarkt die Hacken ablaufe, mich mit meinen Kindern streite und um 21 Uhr beim Wäscheaufhängen feststelle, dass ich trotzdem diese eine ganz wichtige Sache vergessen habe, hilft es mir daher, den Fehler nicht bei mir zu suchen. Und auch nicht bei meinen Eltern, meinem Mann oder einer unzureichenden Planung. Muttersein in Patriarchat und Kapitalismus ist nun mal eine Quadratur des Kreises – gar nicht wirklich möglich. Es ist daher vollkommen okay, es nicht immer so hinzukriegen, wie man gerne möchte. Manchmal braucht man Tabletten, wenn es einem schlecht geht, manchmal Therapie. Manchmal muss man aber auch ausschlafen und dann eine Revolution anzetteln.

Erkenntnis: Belastende Situationen können Depressionen auslösen.

MIT DEPRESSIONEN LEBEN

SELBSTPORTRÄT

ÜBER KOPF, HERZ, KÖRPER

Wer sich mit Achtsamkeit beschäftigt und meditiert, kennt den Satz: Du bist nicht deine Gedanken. Oder auch: Du bist nicht deine Gefühle. Es geht beim Meditieren und generell beim achtsamen Leben darum, sich nicht von Gefühlen und Gedanken überwältigen und verwirren zu lassen, sondern sie so weit wie möglich zu lenken oder – wenn sie unangenehm sind – sich von ihnen abzugrenzen. Für mich ist das eine wichtige Technik, gerade wenn ich in einer depressiven Phase bin. Manchmal gelingt es mir so tatsächlich, zwischen mir und meinen allzu negativen Gedanken einen kleinen Spalt zu schaffen. Ich schaue dann von außen drauf und versuche mir zu sagen: Ich denke und fühle vielleicht gerade so. Aber ich BIN das nicht.

Geht es mir wieder besser, frage ich mich: Wenn ich nicht meine Gedanken und nicht meine Gefühle bin, wer oder was bin ich dann? Etwa mein Körper? Bei aller Body Positivity dieser Tage, ich wollte lange nicht (nur) mein Körper sein, mich nicht über mein Aussehen definieren. Mein Körper war meiner Ansicht nach dazu da, den denkenden, fühlenden Kopf durch die Gegend zu tragen, ein Gebrauchsobjekt wie ein Auto oder eine Waschmaschine. Er sollte bitte ohne Murren funktionieren und dabei nicht allzu hässlich sein, der Rest war nebensächlich. Problem dabei ist natürlich, dass mein Körper nicht wie gewünscht funktioniert und dass mich gesellschaftliche Schönheitsideale genauso unter Druck setzen wie jede Frau, die ich kenne.

Aber genau deswegen wollte ich mir von meinem Fleisch nicht diktieren lassen, wer ich bin. Ich wollte mich nicht mit Dingen wie meiner Haarfarbe oder meiner Körbchengröße identifizieren, erst recht nicht mit den Speckrollen am Bauch und den schlaffen Oberarmen. In den Spiegel oder auf ein Foto zu blicken und dabei »Das bin ich« zu empfinden? Eher nicht, höchstens dachte ich: »So sehe ich aus.« Meine Identität war fühlen, denken, schreiben, sprechen. Mein Körper nur ein Medium, um das möglich zu machen.

Diese fast schon ignorante Haltung zu meinem Körper, die ich mir in meinen Zwanzigern erarbeitete, war immerhin besser als der Selbsthass, der ihr vorausging. So richtig gerne hatte ich mich vom Hals abwärts nämlich nie, zumindest nicht, seit ich mich erinnern kann. Mein Körper konnte halt nix von dem, was ich als Kind gerne gekonnt hätte. Ich konnte keinen Ball fangen, nicht schnell rennen, nicht hoch hüpfen, nicht gut schwimmen. Ich traue mich bis heute nicht, einen Kopfsprung ins Wasser zu machen, ich kam nie in den Spagat und kann kein Rad schlagen. Die Bundesjugendspiele waren für mich der schlimmste Tag des Schuljahres, wenn ich meinen so minderbegabten Körper auch noch vor der ganzen Klasse vorführen musste. Ab der Mittelstufe hatte ich daher zu dem Termin grundsätzlich meine Tage, überhaupt fielen sie auffällig oft mit dem Sportunterricht zusammen. Ich verbrachte die Stunden lieber lesend auf dem Mattenwagen, als mich in der Halle zu blamieren.

Nicht nur im Sport fand ich mich wenig talentiert. Eine meiner Freundinnen sang wunderschön, eine andere konnte tanzen, nähen, malen, basteln. Ich beherrschte all diese Dinge höchstens mittelmäßig. Für Kinder und Teenager sind sie allerdings wesentlich bedeutsamer als Noten – zumal ich in den Schulfächern zwar gut war, aber weit entfernt von einem Ausnahmetalent.

Falls du dich jetzt an die pummelige Vierjährige erinnerst, die fröhlich Weihnachtslieder vorsang, ohne einen einzigen Ton zu treffen: Sie erhielt irgendwann keinen Applaus mehr. Nur kleine Kinder bekommen den einfach fürs Machen. Wird man älter, muss man die Dinge gut machen. Selbst bei kreativen Ausdrucksformen wie Singen, Malen, Basteln, Tanzen geht es plötzlich nicht mehr um den Spaß daran, sondern um Erfolg. Mein Vater sagte gerne: »Kunst kommt von Können und nicht von Wollen. Sonst würde es ja Wunst heißen.« Das Zitat wird oft dem Münchner Komiker Karl Valentin zugeschrieben, stammt aber wahrscheinlich gar nicht von ihm. Ein verbreitetes Sprichwort ist es dennoch. Mein Vater ist musikalisch, hat ein gutes Gehör und verzweifelte daran, für ein bayerisches Volkslied eine ordentliche Quinte aus mir herauszulocken. Ich schaffte es auch nicht, die Note a nachzusingen, wenn er sie mir auf der Flöte vorspielte. So oder so ähnlich ging es mir bei den meisten kreativen oder sportlichen Betätigungen, immer war irgendjemand talentierter als ich, nie hatte ich das Gefühl, zu genügen, und um mich nicht zu blamieren, begann ich, mich zu drücken. Nichts wünschte ich mir damals sehnlicher, als in irgendwas die

Beste zu sein und einmal von allen bewundert zu werden. Worin und warum, das war mir komplett egal. Ich beschloss daher, die Schlankste zu sein und Model zu werden.

Die Voraussetzungen dafür waren erst mal gut, ich war dünn. Wachstumsschübe und eine Lungenentzündung in der 5. Klasse hatten dafür gesorgt, dass die Hüftknochen an jeder Seite hervorstanden. Der BMI-Rechner meldete Untergewicht, das Schönheitsideal der 90er-Jahre meldete Modelmaße. Dann kam mir die Pubertät dazwischen. Mir ging es wie vielen spindeldürren Mädchen, irgendwann wachsen die Brüste, die Hüften werden runder, und eine Schicht Babyspeck legt sich über all die Knochen, an denen mein Opa zuletzt noch seinen Hut hatte aufhängen wollen. Insgesamt viele, viele Kilos, gegen die ich von da an ankämpfte.

Wie das ging, wusste ich gut. Meine Mutter hatte zeit ihres Lebens fünf Kilo zu viel, und das völlig unabhängig davon, was die Waage tatsächlich anzeigte. Als ich zehn Jahre alt war, machte sie häufig die ›Brigitte‹-Diät. Ein paar Jahre später gab es tagelang Krautsuppe. Diese Suppe, das stand in der ›Für Sie‹, sollte beim Verdauen mehr Kalorien verbrauchen, als sie dem Körper zuführte. Wenn meine Mutter Schokolade aß, nannte sie das »sündigen« und versuchte, es bei der nächsten Mahlzeit irgendwie auszugleichen.

Als ich herausfand, wie sündhaft der Kakao war, den wir Kinder nachmittags oft bekamen, fing ich sofort an, wie die Erwachsenen Kaffee zu trinken (hat null Kalorien). Ich zählte Kalorien, notierte alles, was ich zu mir nahm, auf karierten Diddl-Blöcken. Diese Dokumente des Grauens habe ich 2007, als wir nach dem Tod meiner Oma ihr Haus ausräumten, wiedergefunden. Wrigleys Spearmint 1,5 Kalorien, Kinderriegel 115 Kalorien, ein Apfel 75 Kalorien. Ich versuchte, unter 1000 Kalorien am Tag zu bleiben, diese Grenze hatte ich mir aus den ›Brigitte‹-Diät-Zeiten meiner Mutter gemerkt. Um das unauffällig zu erreichen, spülte ich manchmal heimlich Essen im Klo runter. Und schaffte es natürlich trotzdem nicht.

Der Diddl-Block-Dokumentation zufolge blieb ich meist wenige Tage unter meiner selbstgesetzten Grenze, um dann so richtig über die Stränge zu schlagen und beispielsweise mittags zwei Teller Spaghetti zu essen. In solchen Fällen beschloss ich: Der Tag ist nicht mehr zu retten, und »sündigte« daraufhin, so viel ich konnte. Manchmal standen am Ende eines Tages 8000 Kalorien unter dem Strich, fast der vierfache Tagesbedarf einer Zwölfjährigen. An solchen Tagen aß ich alles, ob es mir schmeckte oder nicht. Einmal schlang ich eine komplette Dose Danish Cookies in mich hinein, die meine Oma zum Geburtstag bekommen hatte und die ich gar nicht mochte. Wenn keiner guckte, löffelte ich das Nutella direkt aus dem Glas, stopfte mir Butter stückchenweise in den Mund. Abends war ich dann todunglücklich, voller Selbsthass und umso fester entschlossen, ab dem nächsten Tag wieder alles auszugleichen.

Immer weiter drehte sich diese Spirale, mein Essverhalten wurde immer erratischer, mein natürliches Gefühl für Hunger und Sättigung verlor ich bald ganz. Ich nahm stetig zu. Was im Grunde vollkommen normal war, schließlich wuchs ich und wurde zur Frau. Aber ich hasste jedes Kilo, das hinzukam. Je verzweifelter ich versuchte, abzunehmen, desto mehr Fressanfälle hatte ich. Danach versuchte ich manchmal, all die Nahrung wieder loszuwerden, steckte mir Finger, Löffel und meine Zahnbürste in den Rachen, um meinen Körper zum Kotzen zu bringen. Geschafft habe ich es nie, und heute denke ich mir: zum Glück. Wäre ich in der Lage gewesen, mich willentlich zu übergeben, ich hätte eine astreine Bulimikerin abgegeben. So saß ich nur heulend auf dem Badezimmerboden und hasste mich dafür, dass ich sogar für eine echte Essstörung zu blöd war. Meine Mutter sagte mir zu dieser Zeit häufig, dass ich doch genau richtig sei, so wie ich war. Sie fügte leider manchmal ein »Nur zunehmen brauchst nix mehr« hinzu. Wenn ich dann doch zunahm, sagte sie denselben Satz wieder, weswegen ich ihn ihr irgendwann nicht mehr glauben konnte.

Was ich hier beschreibe, ist keine Magersucht und keine Bulimie. Ein gesundes Essverhalten aber auch nicht. Es wurde besser, als ich mit 19 Jahren von zu Hause auszog. Ich lebte fortan ohne Waage, zählte keine Kalorien (versuchte es zumindest, denn natürlich hatte ich nicht vergessen, was wie viele Kalorien hat) und behaupte auch heute, dass mir mein Gewicht nicht wichtig ist. Trotzdem legte ich viel Wert auf mein Äußeres und ging dafür weiterhin über meine Grenzen hinaus. Ich trug häufig hohe Schuhe, meist eine Nummer zu klein, weil ich glaubte, dass kleine Füße schöner sind. Davon bekam ich Hornhaut und Schrunden und Hühneraugen. Ich schrubbte, hobelte, pflasterte und cremte. Ich rasierte und epilierte, trug Selbstbräuner auf und Peelings und Lotionen. Ich färbte, glättete und toupierte, ich feilte und lackierte. Und niemals, wirklich niemals hätte ich vor der Corona-Krise meine Wohnung ohne BH verlassen. Seit ich einen Busen habe, sperre ich ihn in ein Gefängnis aus Metallbügeln und vorgeformten Cups. Bei meiner Körbchengröße ginge das nicht anders, wurde mir beigebracht. All das tat ich selbstverstandlich nur für mich. Ich hielt mich für eine moderne Frau, Feministin sogar, nichts lag mir ferner, als mich von anderen über mein Aussehen definieren zu lassen.

»Ich tue das nur für mich« ist ein interessanter Satz. Auch auf Instagram behaupten Hunderttausende Frauen, dass sie ihre knappen Klamotten, falschen Fingernägel und das sorgfältige Make-up »nur für sich« tragen. Ich würde dann immer gerne wissen, ob sie das alles auch machen, wenn sie krank zu Hause sind und niemand sie sieht, nicht einmal eine Handykamera. Ich tue das nämlich nicht. Auch heute noch steigt bei mir die Wahrscheinlichkeit für hohe Schuhe und Mascara deutlich, wenn ein wichtiger Termin oder Date-Night mit meinem Mann ansteht. Betreibe ich den ganzen Aufwand also doch für die anderen, gar für Männer, meinen Chef, meinen Ehemann? Schöne Feministin bin ich.

Ich glaube, es ist ein bisschen komplizierter. Ich style mich weder für mich noch für die anderen – sondern für das Dazwischen. Ich tue es für mein Ich in den Augen der anderen, male mir ein Selbstporträt ins Gesicht, mit dessen Spiegelung ich mich wohler fühle als mit meiner ungeschminkten Realität.

Seit ich mit 19 Jahren die Waage aus meinem Leben geworfen habe, weiß ich nur ungefähr, wie viel ich wiege. Ich weiß aber, dass es sich andauernd ändert. Es gibt diese Regel, wonach man Kleidungsstücke, die man zwölf Monate nicht getragen hat, zur Kleidersammlung geben sollte. Ich mache das nicht mehr, denn kaum habe ich alles in Größe 42/44 weggegeben, nehme ich wieder zu. Kaum sortiere ich die Jeans mit Taillenweite 29 aus, nehme ich ab. Meine

Gewichtskurve sieht aus wie die Fahrradspur eines Betrunkenen, und ich würde sehr gerne hier behaupten, dass mir das egal ist. Stimmt aber nicht. Die gesellschaftlichen Ansprüche an mich als Frau lassen mich nicht unberührt, so viele feministische Bücher kann ich gar nicht lesen, um das loszuwerden. Doch ich arbeitete seit Langem daran, meinen Selbstwert, meine Identität nicht an meine äußere Form zu hängen. Mit meinem Gewicht oder meiner Figur oder gar der Frage, wie viel ich esse, wollte ich mich nie wieder beschäftigen, aus Angst, wieder in ein destruktives Essverhalten abzurutschen.

Das änderte sich erst, als mich vor drei Jahren meine Yogalehrerin überredete, an ihrem Ayurveda-Coaching teilzunehmen. Meine Migräne war damals richtig schlimm und eine Ernährungsumstellung das Einzige, was ich noch nicht ausprobiert hatte. Ein paar Monate lang trafen wir uns zu neunt (allesamt Frauen) einmal in der Woche. Unsere Coachin erzählte uns über die ayurvedische Lehre, wir tauschten uns aus, machten Übungen, bekamen Hausaufgaben. Im Detail darauf einzugehen, was genau wir dort lernten, ist unnötig. Es waren die gleichen Dinge, die in jeder Frauenzeitschrift stehen, die einem jeder Allgemeinmediziner und jede Gesundheitsexpertin sagt: Regelmäßig und ausreichend schlafen. Regelmäßig und nicht zu viel essen. Viel trinken. Mehr Gemüse und Getreide, weniger Fleisch und Milchprodukte, je weniger verarbeitet, desto besser. Täglich bewegen. Und so weiter. Nichts davon ist auch nur im Ansatz neu, war es auch für mich nicht. Doch der Umgang mit meinem Körper ist auch wieder so ein Beispiel für: Ich weiß, wie es geht. Aber ich kann es nicht.

Dass ich es vor drei Jahren trotzdem schaffte, einen großen Teil davon umzusetzen, liegt meiner Meinung nach an der Unterstützung durch die Gruppe. Ich habe schon mehrfach erzählt, für wie wichtig ich Verbindungen zu anderen Menschen halte, und mithilfe der regelmäßigen Treffen und Gespräche bekam ich es tatsächlich hin, mein Leben in eine gesündere, achtsamere Richtung zu drehen. Ich machte vier Mal die Woche Sport, meditierte täglich, aß nach 18 Uhr nichts mehr und außerdem kaum mehr Gluten, Laktose und Süßigkeiten. Meiner Migräne war das egal, da tat sich nichts. Aber ich nahm ungefähr zehn Kilo ab (Schätzung, weil ich ja keine Waage habe). Plötzlich landete ich beim Chaturanga, dem Liegestütz im Yoga, nicht mehr mit einem Bauchplatscher auf der Matte, sondern drückte mich geschmeidig in den nach oben schauenden Hund. Ich schnaufte nicht mehr, wenn ich meine Tochter bei ihrem Nachbarsfreund im dritten Stock abholte. In dieser Zeit stellte ich sehr deutlich fest, dass ich mit gesünderer Ernährung und mehr Bewegung nicht nur schlanker und stärker wurde. Es ging mir auch seelisch und geistig viel besser. Eine Binsenwahrheit, natürlich – und trotzdem für mich eine bahnbrechende Erfahrung, war doch mein Körper zuvor nicht mehr als das gewesen, was meinen Kopf durch die Gegend transportierte. Stattdessen durfte er ein Teil von mir sein, und ich war eine Einheit aus Körper, Geist und Seele.

Das wäre ein schöner Schluss für dieses Kapitel, oder? Die Frau, die jahrzehntelang mit ihrer Psyche kämpfte und mit ihrem Körper haderte, aber dann auf Seite 171 endlich rank und schlank und fröhlich und ausgeglichen ist. Ein

Happy End, und hier noch die Liste der zwölf Punkte, die abzuarbeiten sind, um das nachzumachen.

Es tut mir leid, es war nicht von Dauer. Ich war seit Monaten nicht beim Sport, die Klamotten in Größe 40 verstauben im Schrank. Zuerst kippte mich die Pandemie aus all meinen Sportroutinen. Dann wurde ich operiert. Bevor ich es schaffte, mal wieder einen Fuß ins Yogastudio zu setzen, kam die zweite Welle. Und die Depression. Dann die dritte Welle. Ich schlucke wieder Lithium, nehme kontinuierlich zu und wiege mehr als jemals zuvor. Natürlich enthalten nicht die Tabletten all die Kalorien, aber die Wirkstoffe verändern die Wahrnehmung von Hunger und Durst, Gelüste und Völlegefühl. Ich könnte mich also theoretisch zusammenreißen und wieder abnehmen. Praktisch war das Ayurveda-Coaching das erste und einzige Mal, dass ich bewusst und erfolgreich abgenommen habe. Wann immer ich alleine versuchte, eine Diät zu machen, landete ich bei Fressattacken und mit Tränen auf dem Badezimmerboden. Vielleicht sollte ich mir wieder so eine Gruppe suchen. Vielleicht aber auch einfach meinen Körper so akzeptieren, wie er ist.

Body Positivity ist ein Riesentrend auf Social Media, man verspricht dort ein bisschen Selbstliebe, auch für dicke Frauen. Doch ich weiß nicht, wo ich die hernehmen soll. Sehe ich Fotos von mir, bin ich ehrlich überrascht und frage: Wer ist die dicke Mutti da? Ob ich tatsächlich übergewichtig bin oder nicht, kann ich dabei nicht mal sagen. Das ganze Hin und Her und Rauf und Runter hat meine Selbstwahrnehmung zerschreddert. Ich sehe andere Frauen auf der Straße und habe kein Gefühl dafür, ob ich in deren

Jeans passen würde. Wie ich meinen eigenen Körper bewerten würde, gäbe es keine Spiegel, keine Kameras, keine Frauenzeitschriften, keine Modemarken und kein Internet – ich habe nicht die geringste Ahnung. Fände ich mich dann nicht dick? Fände ich mich schön? Ginge es mir mehr darum, was dieser Körper kann? Oder wäre mir alles egaler? Body Egalness wäre in dieser dermaßen auf Äußerlichkeiten fixierten Welt auch nicht schlecht.

Wobei: Was bleibt von einem übrig, wenn man sich nicht mehr mit seinem Körper identifiziert und sich zugleich – wie am Anfang dieses Kapitels beschrieben – ganz achtsam in der Meditation von seinen Gedanken und Gefühlen abgrenzt? Wer oder was ist man dann noch? Nichts mehr.

Ich glaube inzwischen, dass es immer dann hilfreich ist, sich von sich selbst abzugrenzen, wenn irgendein Anteil auf ungünstige Weise überhandnimmt. Wer nur noch vorm Spiegel steht und das eigene Aussehen über das Wohlbefinden entscheiden lässt, braucht davon Abstand. Wenn im eigenen Gehirn Suizidgedanken ihr Unwesen treiben, muss man sich klarmachen: Ich bin nicht meine Gedanken, und ich bin nicht meine Gefühle.

Doch in Wahrheit bin ich es natürlich schon, Körper, Geist und Seele. Ich bestehe aus meinen Körperteilen und Organen, meinem Wissen und meinen Gedanken, meinen Befindlichkeiten und Gefühlen. Ich bin die Summe von alledem.

Erkenntnis: Die Seele ist wichtig. Der Körper auch. Und der Geist sowieso.

ROSA BRILLE

ÜBER UMZÜGE UND ANDERE LEBENSENTSCHEIDUNGEN

Ich bin in meinem Leben bisher 14 Mal umgezogen. Manche Umzüge waren notwendig, weil ich zum Beispiel die Stadt wechselte. Andere, wie den nach Trudering, hätte ich mir sparen können, wenn ich ein bisschen besser auf meine Gefühle gehört, mir ein bisschen mehr Zeit gelassen hätte. Was Wohnen mit Fühlen zu tun hat, fragst du dich jetzt vielleicht? Nun, die Entscheidung für oder gegen eine Wohnung oder ein Haus ist meistens eine, die sehr weitreichend ist, aber dennoch oft sehr schnell gefällt werden muss. Vermutlich machen sich daher alle, die einen Umzug planen, eine Checkliste mit objektiven Kriterien: maximal soundso viel Euro, mindestens soundso viel Quadratmeter, in diesem Stadtviertel, in jenem Ort, mit Garten, Balkon, möbliert, was auch immer. Links und rechts eingehegt wird diese Checkliste von Parametern wie den finanziellen Mitteln und der Lebenssituation. Dennoch sind innerhalb des eigenen Möglichkeitskorridors viele Varianten denkbar, und wenn man dann erst in einer Wohnung steht, helfen Listen alleine nicht weiter. Wer hier nur mit dem Verstand eine Entscheidung treffen möchte, hat reichlich Denksport vor sich, um in kurzer

Zeit alle Argumente und Eventualitäten zu durchdringen. Zumal das Gehirn – meines zumindest – sich flott die rosa Brille auf die Nase setzt: Das passt schon alles, wer weiß, ob es überhaupt etwas Besseres gibt, der Wohnungsmarkt ist krass, besser der Spatz in der Hand als die Taube auf dem Dach, und außerdem ist diese Sucherei echt anstrengend. Auf diese Weise landete ich mehrfach in Wohnsituationen, die für mich mehr Nachteile als Vorteile hatten und in denen ich mich alles andere als wohlfühlte.

Was mir bei diesen vielen Umzügen erst mit der Zeit klar wurde: Wir sind viel freier, als wir denken. Häufig haben wir schon die »Malen nach Zahlen«-Vorlage im Kopf, sehen, wie es bei den anderen ist, und entscheiden uns für die gleichen Schablonen, ohne genau hinzuspüren, wie wir eigentlich leben wollen.

Und damit bin ich beim Fühlen. Eine Wohnung ist für Menschen in so privilegierten und reichen Ländern wie Deutschland mehr als ein Ort, an dem man nicht nass wird. Wir wollen uns wohlfühlen, und was genau wir dafür brauchen – Licht? Ruhe? Grün? Dekoration? Ordnung? –, ist individuell unterschiedlich und in Worten oft schwer auszudrücken.

Wie gut also, dass wir einen Bauch haben, der uns sehr klar mitteilt, was wir wollen und was nicht, und während der Kopf noch umständlich Faktor A gegen Faktor B abwägt und an C noch gar nicht gedacht hat, fühlen wir schon ganz klar: Das will ich. Oder: Das will ich nicht. So warnen uns unsere Empfindungen auch vor Gefahren, die der Verstand nicht sehen will. Um zum Wohnungsbeispiel zurückzukommen: Bei einem »Ne, irgendwie will ich das nicht«-Gefühl würde ich inzwischen immer dazu raten, nicht einzuziehen, egal wie viele Dinge auf der Checkliste man schon abhaken konnte. Das Gleiche gilt für andere weitreichende Entscheidungen: den vermeintlich idealen Partner, den vermeintlich perfekten Job, den vermeintlich genau richtigen Zeitpunkt, ein (weiteres) Kind zu bekommen. Gerade wenn das Hirn alles toll findet, ist ein diffuses Unwohlsein in der Magengrube unbedingt ernst zu nehmen. Dass sich mein Bauchgefühl erst sehr spät bemerkbar macht, ist mir schon oft passiert. Ich fühle mich hier von den Sportfreunden Stiller verstanden, die im Lied »Was dein Herz dir sagt« singen: »Tu nur das, was dein Herz dir sagt, alles andere soll dich nicht stören. Doch mein Herz steckt im Kopf und mein Kopf steckt im Sand, darum kann ich mein Herz nicht richtig hören.«

Was also tut man, wenn das Herz einfach nicht zu verstehen ist in all dem intellektuellen Gedankenlärm an Fakten und Argumenten? Mein Tipp inzwischen: abwarten. Wenn ich mir nicht sicher bin, was ich tun soll, dann mache ich einfach so lange gar nichts, bis ich spüre, was ich will. Und wenn mir dadurch Chancen entgehen, dann ist das eben so.

Von Trudering aus zogen wir in eine Wohnung, die vor allem durch ihre Lage überzeugte, war sie doch nur wenige Meter von der Wohnung entfernt, in der wir vor unserem Ausflug an den Stadtrand gelebt hatten. Alles andere war eher so mittel: wieder nur drei Zimmer, ziemlich dunkles Wohnzimmer, eher hässliche Ausstattung in Küche und Bad. Egal. Wir hatten ohnehin den Plan, dort nur einige Jahre zu wohnen und uns irgendwann Eigentum zuzulegen.

Für mich als Mensch mit Depressionen und als Gefühlsblinde ein aufregendes Vorhaben. Gefühlsblind ist ein Begriff, denn die Linguistin und Emotionswissenschaftlerin Carola Welding geprägt hat. Sie meint damit Menschen, die ihre Gefühle entweder kaum wahrnehmen und/oder kaum ausdrücken können. Eine psychische Krankheit ist das nicht zwingend, es kann aber damit einhergehen. Welding zufolge sind Menschen mit Borderline- oder Angststörungen typischerweise von ihren Emotionen überwältigt, ihnen fehlt die Fähigkeit, sie zu regulieren. Wer seine Gefühle so sehr verdrängt, dass er nichts mehr spürt, endet wie ich in einer Depression. So oft hatte ich mich schon falsch entschieden, so oft war ich schon heulend auf grässlichen Fußböden gesessen, weil ich mich gefühlsblind irgendwo hinmanövriert hatte. Jetzt wollte ich es schaffen, eine Wohnung auszuwählen, die es wert war, unser komplettes Vermögen hineinzustecken, einen Ort, an dem wir alt werden konnten. Wie sollte ich das nur hinkriegen?

Ich habe mich zunächst dafür entschieden, das Ziel etwas zu verkleinern, nicht schon ans Alter zu denken, sondern nur an einen Ort, wo unsere Kinder gut großwerden können und wir uns wohlfühlen. Klar, auf sämtlichen Finanzierungsplänen der Banken standen Jahreszahlen bis zu unserem Renteneintritt, doch das hieß ja nicht, dass wir bis 2048 an den Krediten und der Immobilie festbetoniert waren. Dass aber beim Thema Immobilienkauf alle so tun, als ob, fand ich emotional sehr anstrengend. Ich musste mich ständig selbst daran erinnern, dass man eine Eigentumswohnung ja wieder verkaufen kann. Mir half es auch, die schlimmsten Szenarien auf dem Papier durchzurechnen: Was, wenn unsere Ehe nicht hielt? Was, wenn wir aus anderen Gründen ausziehen müssten? Würde es gehen? Wenn ja, wie? Wie hoch wären die Kosten? Das mag pessimistisch und unromantisch anmuten. Doch in der Depression 2011, nach dem Trudering-Debakel, habe ich am meisten darunter gelitten, mich in einer gefühlt ausweglosen Situation zu befinden. Das will ich nie wieder erleben. Erst wenn man sich ausgerechnet hat, dass und wie man sich eine Trennung leisten könnte, kann man ehrlich sagen: Ich bin bei dir, weil ich bei dir sein will. Und nicht, weil ich so an der Wohnung, deinem Gehaltsscheck und unserer Designercouch hänge. Ich finde das tatsächlich romantisch – weiß aber, dass diesen Gedanken kaum jemand nachvollziehen kann.

»Geht nicht gibt's nicht«: Dieser Werbespruch einer Baumarktkette war als junge Erwachsene mein Lebensmotto gewesen, aber ich missverstand ihn gründlich. Damals bedeutete er für mich, dass ich mich extrem anstrengen musste, um etwas zu erreichen. Aufgeben galt nicht, wenn ich ein Praktikum, ein Stipendium oder eine gute Note haben wollte. Stattdessen las ich noch ein Buch, rief noch mal an, blieb so lange dran, bis ich Erfolg hatte. Dabei vergaß ich manchmal, mich zu fragen, ob ich das alles überhaupt wollte. Aus Chancen machte mein Gehirn sofort Verpflichtungen. Am Ende meines Studiums hatte ich neun Praktika absolviert, zwei Stipendien erhalten, in Augsburg, Mainz und Washington, D.C., studiert und war körperlich und psychisch am Ende. Ich hatte nicht nur andauernd beweisen wollen, was ich alles kann. Es ging mir auch darum, zu zeigen, was Frauen alles können. Wenn ich mich als Feministin darüber beschwerte, dass Frauen weniger Stipendien, weniger Führungspositionen, weniger

Gehalt bekommen – dann musste ich doch auch selbst um all das kämpfen, oder?

Später sprach ich darüber mit einem klugen Therapeuten, der zu mir sagte: »Wirklich emanzipiert sind Sie erst, wenn Sie sagen können: Ich kann schon. Aber ich will nicht.« Der Satz gehört zu denen, die sich in mein Gehirn gebrannt haben. Ich denke an ihn, wann immer sich eine Karriereoption auftut und die eine Gehirnhälfte schreit: »Du musst, du musst, bewirb dich, wer weiß, ob du jemals wieder so eine Chance bekommst.« Der andere Teil zitiert die österreichische Autorin Christine Nöstlinger. In einem ihrer vielen wunderbaren Bücher, die ich als Kind verschlungen habe, schreibt sie: »Müssen tut man gar nichts. Nur sterben und aufs Klo.«

Ich bin 40 Jahre alt und habe in den vergangenen 15 Jahren einen unbefristeten Arbeitsvertrag unterschrieben, geheiratet, eine Immobilie gekauft und zwei Kinder bekommen (nicht in der Reihenfolge). Vieles davon suggeriert Endgültigkeit. Immer öfter höre ich von Freundinnen und Bekannten, die in derselben Lebensphase stecken, dass sie doch gerne dieses oder jenes machen wollten, es aber nicht geht, weil KindHundHausJobEhe. Ich habe so was auch schon gesagt. Dann erinnere ich mich aber daran, dass es nicht stimmt. Ich könnte einen Job in Berlin annehmen und pendeln, ich könnte mit Mann und Kindern nach Italien auswandern, ich könnte mich scheiden lassen und alleine um die Welt reisen oder den Journalismus hinschmeißen und Informatik studieren. Dass ich all das nicht tue, liegt nicht daran, dass es nicht geht. Sondern dass ich es nicht will. »Geht nicht« gibt es wirklich nur ganz selten. Meistens sind wir freier, als wir denken.

Die schon erwähnte Gruppentherapiesitzung, in der meine Mitpatientin sagte: »Du willst nicht nach Trudering umziehen, sag alles ab, plan um«, brachte diesen Groschen ins Rollen, und irgendwann ist er gefallen. Ich kann machen, was ich will, und ich muss nicht B sagen, nur weil ich irgendwann mal A gesagt habe. Klar, die Kosten für einen Richtungswechsel sind oft hoch und das Umfeld nicht unbedingt begeistert. Aber unmöglich ist fast nichts, und diese Erkenntnis hat mir ein großes Gefühl von Freiheit verschafft.

Als ich zum ersten Mal die Wohnung betrat, in der wir heute wohnen, sagte mein Bauchgefühl sofort Ja. Unsere Checklisten sagten Nein. Und es war wieder Sommer, genau wie damals, als wir beschlossen, nach Trudering zu ziehen. Es war Therapiepause, Freundinnen, Bankberater, unsere Eltern, alle waren abwechselnd in Urlaub, es wäre wieder eine einsame Entscheidung geworden. Und während ich zwar eine Emotion wahrnahm, hatte ich dennoch Übersetzungsprobleme zwischen Kopf und Bauch. Spürte ich wirklich, was ich spürte, oder bildete ich mir da was ein? Im ersten Moment hatte ich Trudering auch gemocht oder das zumindest geglaubt. Wir entschieden uns daher dafür, erst mal nichts zu entscheiden. Sondern in die Sommerferien zu fahren, über die Wohnung nachzudenken (besser gesagt hinzuspüren) und dann im Herbst zu kaufen. Oder auch nicht, denn dass sie dann noch zu haben war, damit war nicht wirklich zu rechnen.

Wir saßen also in Holland am Strand, ich war damit beschäftigt, meinen damals acht Monate alten Sohn Jakob gegen seinen Willen abzustillen (hat nicht geklappt), und wartete auf etwaige Gefühlslawinen, die mir verraten würden, was ich nun tun sollte. Manchmal passiert es mir, dass ich von Dingen im ersten Moment begeistert bin, und Tage oder Wochen später sagt mein Bauchgefühl das Gegenteil. Oder ich glaube, dass mir etwas gar nichts ausmacht, und später macht es dann doch ganz viel mit mir. »Da rutscht was nach«, nennt meine Therapeutin das, und dafür wollte ich mir in diesem Sommerurlaub Zeit nehmen. Stattdessen raste mir meine Fantasie davon, ich sah schon die Pfingstrosen vor mir, die ich in den kleinen Garten pflanzen würde, und überlegte, ob es wohl sinnvoll wäre, eine der Rigipswände zwischen den Kinderzimmern zu versetzen. Zurück in München, kauften wir die Wohnung. Sie war tatsächlich noch da.

Der Kopf steckt im Sand, und man kann das Herz nicht hören? Irgendwann taucht er schon wieder auf aus dem Treibsand der gesellschaftlichen Erwartungen und der eigenen Ansprüche. Dann wird der Blick klar, das Herz rutscht wieder da hin, wo es hingehört, und man spürt ganz genau, was man will.

Erkenntnis: Gefühle haben ihr eigenes Tempo.

ICH UND WIE VIELE?

ÜBER FAMILIENPLANUNG MIT UND TROTZ DEPRESSIONEN

In meiner Abiturzeitung habe ich auf die Frage »Wo siehst du dich in zehn Jahren?« geantwortet: »Korrespondentin in einem schönen, warmen Land am Meer und Mutter von vier Kindern«. Das war natürlich Blödsinn, wusste ich auch damals schon. In den zehn Jahren nach dem Schulabschluss schafft es kaum jemand zur Auslandsreporterin, auch mit 29 Jahren vier Kinder zu haben, ist ambitioniert. Beides gleichzeitig: unmöglich.

Ein wahres Körnchen enthält die Antwort trotzdem. Ich wollte schon immer Kinder, unbedingt und so bald wie möglich. Als ich mit dem Studium fertig war, wollte ich aber erst einmal arbeiten. Danach kam die erste richtig schlimme depressive Phase. Mit 28 Jahren hatte ich die halbwegs überwunden, war allerdings der Meinung: Wer so drauf ist, darf kein Kind kriegen. Ich wollte erst »das mit der Migräne« und »das mit den Depressionen« im Griff haben. Wollte ohne Medikamente und ohne Therapie funktionieren. Es war mein Mann Matthias, der mir damals die entscheidende Frage stellte: Was willst du machen, wenn es nicht besser wird? Willst du dann keine Kinder?

Diese Möglichkeit hatte ich bis dahin überhaupt nicht in Erwägung gezogen. Ich war überzeugt, nur noch eine klitzekleine Weile ordentlich Therapie machen, nur noch ein paar Monate Medikamente nehmen zu müssen. Irgendwann – und bestimmt ganz bald – würde ich gesund und stark genug sein, um gleichzeitig eine fulminante Karriere hinzulegen und Mutter werden zu können. Eine Familie zu gründen, bevor ich vollständig »geheilt« war, machte mir Angst. Was würde passieren, wenn ich wieder in eine Depression rutschte? Matthias sagte: »Ich bin doch auch noch da.« Also wagten wir es.

Was danach passierte, habe ich schon erzählt. Und trotz alledem, es war die richtige Entscheidung. Ich sage das nicht nur, weil Magdalena und Jakob nun eben auf der Welt sind und ich sie über alles liebe. Selbst wenn ich versuche, die Mutterschaft getrennt von den Kindern zu betrachten (was ein ganz schöner Hirnspagat ist), bin ich froh, dass ich schwanger geworden bin. Ich glaube inzwischen sogar, dass ich als Mutter gut genug bin. Sicher nicht perfekt, das ist niemand. Aber meine Depressionen und meine Migräne, die, wie Matthias geahnt hatte, immer noch nicht weg sind, beeinträchtigen meine Mutterqualitäten weniger, als ich befürchtet hatte.

Trotzdem würde ich jeder psychisch kranken Frau (und auch jedem psychisch kranken Mann) raten, sich das mit der Elternschaft gründlich zu überlegen. Wobei: Eigentlich würde ich das allen Menschen raten. Ab und an flattern Texte durchs Netz, in denen Menschen sich lang und emotional über ihre Mutterschaft mit bipolarer Störung oder übers Vatersein mit ADHS auslassen, auch ich habe schon auf diese Weise über meine Depressionen geschrieben.

Das Internet überschüttet einen dann mit Flausch und Applaus für den großen Mut, das öffentlich gemacht zu haben, und auch dafür, sich trotz Erkrankung getraut zu haben, ein Kind zu bekommen. Schaut mal her, heißt es dann: Die kann das, trotz Depressionen! Ihr alle da draußen, ihr könnt es auch.

So pauschal würde ich das ungern sagen. Ich glaube, man sollte sich sehr genau anschauen, welche Ressourcen da sind, sowohl bei einem selbst (also wie krank ist man wirklich, wie wahrscheinlich sind weitere akute Phasen, wie gut helfen Medikamente und Therapie) als auch im Umfeld.

Dass das mit mir und meiner Mutterschaft trotz all meiner Diagnosen so gut gelaufen ist, ist nicht mein Verdienst. Ich habe das große Glück, viel Unterstützung zu haben. Ich habe einen Mann, der sich für sämtliche Tätigkeiten rund um Kinder und Haushalt genauso zuständig fühlt wie ich. Bis vor drei Jahren hatten wir in meiner Mutter einen Betreuungsjoker, der sich jederzeit ziehen ließ, wenn unser Vereinbarkeitskartenhaus zu schwanken begann. Nach wie vor helfen mein Vater und meine Schwiegereltern, mein Bruder und seine Frau, meine Freundin Veronika, meine Schwägerin. Und wenn ich professionelle Hilfe brauche, habe ich eine Psychiaterin, eine Therapeutin und einen Neurologen, denen ich vertraue. Ein so weit aufgespanntes Netz ist Luxus, ich weiß das. Ich weiß aber auch, dass ich das Abenteuer Elternschaft ohne dieses Netz nicht hinbekommen würde, ich bin nämlich schon ein paarmal hineingefallen.

Im vorherigen Kapitel habe ich darüber geschrieben, dass fast jede Entscheidung im Leben umkehrbar ist und höchstens die Kosten und Konsequenzen hoch sind. Kinder kriegen gehört nicht dazu. Denn die bleiben, egal wie sehr man es sich eventuell anders überlegen möchte. Genauso ist es andersherum, zumindest bei Frauen: Irgendwann kommt der Zeitpunkt, von dem an auch die Entscheidung, kein (weiteres) Kind zu bekommen, nicht mehr rückgängig zu machen ist.

Bei mir ist das inzwischen der Fall. Ich habe zwei Kinder, dabei wird es bleiben. Vergangenes Jahr ließ ich mir die Gebärmutter entfernen und kann nun nicht mehr schwanger werden. Dabei liebe ich Babys. Mein Körper schrie laut nach einer weiteren Schwangerschaft, mein Herz nach einem dritten Kind. Doch mein Kopf sagte: Nein, das schaffen wir nicht mehr. Wir sind mit zwei Kindern und zwei Jobs und dem Rest vom Leben, der auch noch in die Lücken muss, mehr als ausgelastet, zumal ich aus bekannten Gründen nicht die Belastbarste bin.

Vielleicht kommt dir das jetzt komisch vor, ich habe bisher andauernd argumentiert, dass man dem Bauchgefühl mehr Mitsprache einräumen soll und nicht immer alles zerdenken. Und hier hatten meine Gefühle eine klare Botschaft, und ich entschied mich anders?

Ja.

Man sollte emotionale Botschaften keinesfalls ignorieren, doch nicht grundsätzlich ist das Bauchgefühl der bessere Ratgeber. Auch unsere Emotionen speisen sich aus dem, was wir erfahren und gelernt haben, und können entsprechend falsch sein, das weiß jede, die schon einmal in einen ganz furchtbaren Typen verknallt war. Auch irrationale Gefühle wie Flugangst oder Höhenangst sind ein gutes Beispiel. Wer darunter leidet, weiß meist sehr genau, dass Fliegen weniger gefährlich ist als andere Fortbewegungsarten und es sehr unwahrscheinlich ist, dass die Skigondel genau jetzt abstürzt. Steigt man dann trotz der Angst ein, muss man sie aushalten. Denn Gefühle lassen sich von Statistiken und guten Argumenten bekanntermaßen nicht beeindrucken. Es geht nicht darum, dem einen oder dem anderen die Oberhand einzuräumen, sondern um eine gute Balance zwischen Gefühlen und Gedanken, und vielleicht darf sogar der Körper auch noch was empfinden.

Als ich nach meiner Hysterektomie im Krankenhaus aufwachte, mit Schläuchen im Bauch, großen Schmerzen und kaum in der Lage, mich hinzusetzen, fragte ich mich kurz, ob das nötig gewesen war. Hätte ich meine Monatsblutung nicht vielleicht doch noch ein paar Jahre ertragen können? Nur wenige Tage später war ich aber wieder ziemlich fit und freue mich seitdem jeden Monat, dass ich nicht menstruiere. Ich war dieses Jahr zum ersten Mal im Sommerurlaub, ohne meine Tage zu bekommen. Bin jeden Tag geschwommen, ohne mich um das Fassungsvermögen irgendwelcher Menstruationsprodukte zu sorgen. Dem dritten Kind träume ich sehr selten ein bisschen wehmütig hinterher. Dann bin ich meistens wieder sehr beschäftigt mit den beiden, die ich habe.

Erkenntnis: Gefühle ernst zu nehmen bedeutet nicht, alles nach Gefühl zu entscheiden.

ROTSEHEN

ÜBER WUT, WEIBLICHKEIT UND ADHS

Ich schrubbe gerade den Herd des Studentenwohnheims, als ich seine Stimme höre. Die Küche zu putzen ist mein Nebenjob. Ich beseitige die Sauerei meiner Mitbewohner, um im teuren Washington, D.C., etwas weniger Miete zahlen zu müssen. Jetzt will ich nur noch schnell fertig werden und dann ins Bett, es ist fast Mitternacht, und ich bin sehr müde. Aber natürlich kommt Marc zu mir rein, stellt sich in die Tür, strahlt mich mit seinen blauen Augen an und sagt: »Hey, Barbie.« Da werfe ich ihm den Schwamm ins Gesicht.

Ich kann eigentlich gar nicht werfen, habe früher im Schulsport in jeder Ballsportart völlig versagt, doch überraschenderweise treffe ich ihn ins Gesicht. Marc nimmt das dreckige Ding und sagt zu den anderen, die so spät noch zwischen Küche und Speisesaal abhängen und nun zu uns herüberstarren: »I guess I deserved this.«

Ich bin nicht oft wütend (meine Therapeutin würde wohl sagen, ich spüre meine Wut meistens nicht). Noch seltener schaffe ich es, meine Wut auszudrücken. Es gab viele Arbeitstage, an denen mir – zum Beispiel – ein Kollege ungerecht viel Arbeit rüberschob, ich es aber nicht schaffte, den Mund aufzumachen. Vielmehr biss ich die

Zähne zusammen, arbeitete alles weg, erzählte mir selbst, dass schon alles so okay sei, und köchelte unbemerkt vor mich hin. Zu Hause legte ich mich dann mit Migräne ins Bett. Diesen Zusammenhang zwischen Gefühlen und Schmerzen gibt es, er ist nur selten so simpel und linear, dass man raten könnte: Wehr dich öfter, und du hast seltener Migräne. Dennoch ist der Tag, an dem ich Marc den Schwamm ins Gesicht warf, meine Lieblingserinnerung zum Thema Wut, weil ich sie da ausnahmsweise mal ausgelebt habe.

Schon als ich klein war, habe ich das selten getan, habe andere Kinder nie gezwickt, gebissen oder gehauen. Hat mir etwas nicht gepasst, heulte ich stattdessen und wartete auf Erwachsene, die mich trösteten und das Problem für mich regelten. Streits selbst zu lösen, mich durchzusetzen und eine Meinungsverschiedenheit einfach mal auszuhalten, habe ich so leider nicht gelernt. Stattdessen ist es heute noch so, dass zunächst mal die Tränen fließen, eine Migräne heranzieht und ich erst Tage später spüre, was mich warum wütend gemacht hat. Dann noch zu reagieren, kommt mir albern vor – und die Sache bleibt ungeklärt.

Damit bin ich keine Ausnahme. Viele Frauen haben keinen guten Zugang zu ihrer Wut. Die Emotion gilt als unweiblich, wütende Frauen als hysterisch und wenig vertrauenswürdig, wie Soraya Chemaly schreibt. Die amerikanische Autorin hat der weiblichen Wut ein ganzes, sehr empfehlenswertes Buch gewidmet. Darin geht es auch um Wut als Antrieb dafür, die Dinge zu verändern, als wichtige und kraftvolle Emotion, die wir brauchen, um voranzukommen. Ich bin Feministin, ich sehe das genauso. Trotzdem bin ich viel öfter lieb und brav, als ich es gerne sein würde.

Meine Tochter Magdalena ist ganz anders als ich. Dieses Kind fliegt uns um die Ohren, seit es auf der Welt ist. Ich verbrachte mal eine geschlagene Stunde vor der Eisdiele, weil sie ein Eis wollte, ich aber Nein gesagt hatte. Schreiend und um sich schlagend lag sie auf dem Gehweg, und einfach hochnehmen konnte ich sie nicht, weil ich ihren kleinen Babybruder im Tuch vor meinem Bauch trug. Ein Teil von mir war genervt von dieser Szene. Der andere Teil freute sich über dieses willensstarke Kind, das seine Gefühle so frei leben konnte. Ich hatte mir vorgenommen, als Mutter alle Emotionen meiner Kinder zu akzeptieren. Nie wollte ich Sätze sagen wie »Jetzt stell dich nicht an«, »Das tut gar nicht mehr weh« oder »Du brauchst dich gar nicht so aufregen«. Ich sagte lieber: »Ich verstehe, dass du ein Eis willst und wütend bist, weil du keines bekommst. Wir gehen jetzt trotzdem nach Hause, du kriegst dein Eis ein anderes Mal.« Funktioniert hat das allerdings genauso wenig, Magdalena lag auf dem Gehweg und tobte. Auch alle übrigen Gefühle drückt Magdalena in einer ganz anderen Intensität aus als andere Menschen, es ist, als wäre ihre Emotionspalette in viel stärkeren Farben gehalten. Alles Neon. Sie ist himmelhoch jauchzend oder zu Tode betrübt, sie ist stinksauer oder vollauf begeistert. Irgendwie mittel-okay gibt es bei unserer Tochter nicht.

Mich als Mutter strengt das sehr an – aber ich bin auch begeistert. Wie frei dieses Kind seine Gefühle ausdrückt, wie unbekümmert sie die Erfüllung ihrer Bedürfnisse einfordert, das finde ich genau richtig. Ich selbst habe in der Therapie Jahre damit zugebracht, mir das zu erlauben, und an der Umsetzung scheitere ich immer noch täglich. Das wünschte ich mir nicht für meine Tochter. Ich liebe dieses temperamentvolle Mädchen, das beim Vorlesen niemals sitzen bleibt und beim Memory immer verliert, weil sie es nicht schafft, längere Zeit auf den Spieltisch zu blicken. Die Welt um sie herum ist immer viel zu spannend.

Zum Problem wurde all das erst in der Schule. Magdalena wollte da einfach nicht hin, konnte sich am Schultor nicht von uns trennen, klammerte sich heulend an mein Bein. Matthias hat sie manchmal mehr oder weniger in die Schule getragen und ins Klassenzimmer gestellt. Beim ersten Elternsprechtag erzählte mir die Lehrerin, dass Magdalena im Unterricht nur weinen oder träumend aus dem Fenster starren würde. Sie vermutete ein Aufmerksamkeitsdefizit-Syndrom (ADS) und riet mir, zum Kinderpsychiater zu gehen.

Ich war geschockt. Was erlaubte sich diese Frau? Mein Kind ungefragt nach wenigen Wochen zu diagnostizieren! Wieder zu Hause, fing ich erst mal an zu weinen und rief meine Mutter an. Die hielt die Vermutung der Lehrerin für Quatsch und stellte eine eigene These auf: Magdalena war ihrer Meinung nach so schwierig, weil ich ihren kleinen Bruder Jakob ständig bevorzugen würde. Besonders tröstlich war auch diese Erklärung nicht, lief sie doch meiner Meinung auf dasselbe hinaus: Ich war schuld. Ich hatte zu dem Zeitpunkt zu viel Psychoanalyse hinter mir, um etwas anderes zu denken als: Wenn mein Kind eine psychische Krankheit hat, dann muss ich die Ursache sein.

Der Kinderpsychiater, zu dem wir gingen, stellte aber gar kein ADS und auch kein ADHS (Aufmerksamkeitsdefizit-Hyperaktivitäts-Syndrom) fest, sondern empfahl uns lediglich, sie zur Ergo- und Psychotherapie zu bringen, was wir auch taten. Ich selbst hatte zu diesem Zeitpunkt längst aufgehört, zur Therapie zu gehen. Doch weil es mir falsch vorkam, mein Kind reparieren zu lassen, ohne nach meinen eigenen Anteilen zu schauen, fing ich wieder an. Gemeinsam mit meiner Analytikerin fragte ich mich: War Magdalena vielleicht so wütend, weil sie – familiendynamisch gesehen – nicht nur ihre eigene, sondern auch meine Wut ausdrücken musste? Delegierten wir gar alle unsere destruktiven Gefühle an das arme Kind? Von der Diagnose ADHS hielt auch meine Therapeutin nichts. Damit würden Kinder abgestempelt, die sich nicht ganz gesellschaftskonform verhielten. Ich solle lieber daran arbeiten, auch die sperrigen und lästigen Persönlichkeitsanteile meiner Tochter zu lieben (und meine eigenen unangenehmen Eigenschaften gleich noch dazu). Je besser ich selbst lernte, meine negativen Gefühle auszudrücken, und je mehr ich meine Schattenseiten akzeptierte, desto weniger müsse mein Kind herumschreien – so die Theorie.

Die Frage »Ist das noch Temperament oder schon ADHS?« ist natürlich berechtigt – allerdings genauso schwer zu beantworten wie die Frage »Ist das nur schlechte Laune oder schon eine Depression?«. Ich habe bereits darüber geschrieben, wie schwer es mir oft gefallen ist, depressive Phasen als solche zu erkennen, wie häufig ich sie zunächst mit Liebeskummer, Heimweh oder Stress wegerklärt habe. Die Trennlinie zwischen emotionalen Ausnahmezuständen und psychischen Krankheiten ist unscharf, immer, und das Stäbchen zum Draufpinkeln gibt es bei ADHS genauso wenig wie bei Depression. Was eine psychiatrische Diagnose ist und was nicht, ist immer auch Teil einer gesellschaftlichen Übereinkunft darüber, was Normalität ist. Bei Frauen, die sich nicht konform verhielten, wurde bis in die 1950er-Jahre hinein gern Hysterie diagnostiziert. Auch Homosexualität galt noch vor 30 Jahren als psychische Störung. ADHS hingegen wurde erst 1987 in den Diagnosekatalog aufgenommen. Trotzdem ist es keine Modekrankheit, schon im 18. Jahrhundert beschrieben Ärzte ähnliche Symptome.

Definiert ist ADHS heute durch eine beeinträchtigte Aufmerksamkeit, erhöhte Impulsivität und Hyperaktivität über einen Zeitraum von mindestens sechs Monaten. Es ist – wie üblich bei psychischen Krankheiten – eine wachsweiche Definition: Ab wann ist die Aufmerksamkeit beeinträchtigt, was ist noch normale Verträumtheit? Wie äußert sich erhöhte Impulsivität, wo genau verläuft die Linie zwischen Zappeligkeit und Hyperaktivität? Magdalena schrie als Baby viel, konnte sich als Kleinkind nie alleine beschäftigen, war schon immer zappelig und brauchte viel Aufmerksamkeit. Doch würden das nicht fast alle Neu-Eltern von ihren Babys und Kleinkindern sagen?

Je älter sie wurde, desto problematischer wurde vor allem Magdalenas fehlende Frustrationstoleranz. Passte ihr etwas nicht, warf sie mit Gegenständen, schlug um sich oder biss zu. Ihre Wut weckte meine. Diese Emotion, von der ich geglaubt hatte, sie kaum zu besitzen, kam plötzlich in einer Weise zum Ausbruch, die mich erschreckte. Bei einem Streit darum, was es zum Mittagessen geben sollte, schlug und trat mich Magdalena so heftig, dass ich zurückschlug. An einem anderen Tag lieferten wir uns ein Schreiduell im Regen, weil ich wollte, dass sie in die Schule ging.

Sie wollte nicht. Und ging nicht (anders als mein Mann bin ich körperlich nicht in der Lage, sie einfach hinzutragen).

Wir brauchten Hilfe, weswegen ich bei einer kinderpsychiatrischen Klinik um eine Zweitmeinung bat. Bis zum Termin dauerte es Monate, in diese Zeit fiel der erste Lockdown. Die Schule war zu, stattdessen mussten wir uns mit dem PDF-Haufen herumschlagen, für den sich irrsinnigerweise die Bezeichnung Homeschooling eingebürgert hat. Es klappte einfach gar nichts, Magdalena und ich stritten von morgens bis abends. Es gab Tage, an denen es mir schwerfiel, die große Liebe zu ihr noch zu spüren. Zu wütend war ich, zu genervt, zu ratlos. Wenn ich mich mit anderen Eltern unterhielt, fühlte ich mich unverstanden. Natürlich, auch bei denen klappte der Heimunterricht nicht wie am Schnürchen, kaum ein Grundschulkind arbeitete die Wochenpläne komplett selbstständig ab. Aber es gab doch viele Dritt- und Viertklässler, denen man ein Arbeitsblatt hinlegen konnte und sagen: »Mach das mal. In einer Viertelstunde schaue ich wieder nach dir.« Bei Magdalena ging das nicht. Nach der Viertelstunde würde man sie verträumt auf der Fensterbank sitzend finden, vielleicht hätte sie ein Prinzessinnenkleid angezogen oder angefangen, etwas zu basteln. Das Arbeitsblatt? Irgendwie, äh, futsch. Vorwärts kam sie nur, wenn ein Erwachsener neben ihr saß und sagte: »Schau mal, du bist jetzt bei der Nummer 2a. Such doch mal die Zeile, was kommt denn da hin? Genau, schreib das in die Lücke. Als Nächstes kommt die 2b.« Und immer so weiter. Sie wusste die Antworten, man musste ihr den Stoff nicht etwa soufflieren. Aber sie musste durchgeführt werden, Zeile für Zeile. Das wollten und konnten wir nicht leisten.

Als uns die Psychologin der kinderpsychiatrischen Ambulanz im Foyer der Klinik abholte, kroch Magdalena unter eine Sitzbank und musste dort erst wieder herausdiskutiert werden. Beim Gespräch selbst turnte sie die ganze Zeit durchs Zimmer und versteckte sich hinter meinem Rücken. Auf Fragen antwortete sie nicht. Und ich war fast ein wenig erleichtert. Bei vielen früheren Gesprächen mit Therapeutinnen, dem Psychiater, der Erziehungsberatungsstelle hatte sich meine Tochter für die entsprechende Stunde zusammengerissen und so gut mitgemacht, wie sie nur konnte – weswegen das Fachpersonal unsere Probleme nicht richtig nachvollziehen konnte. Nun, inmitten der ersten heftigen Phase der Pandemie, schien sie dafür keine Kraft mehr zu haben. Die Ärztinnen und Psychologinnen in der Ambulanz drehten Magdalena daher ein weiteres Mal durch die Diagnostikmühle. Nach Dutzenden Tests, Fragebögen und Gesprächen waren sie sich sicher: ADHS, außerdem eine Lese-Rechtschreib-Schwäche. Und weil das in den vergangenen Jahren ohne Behandlung für so viele Konflikte und Misserfolge gesorgt hatte, sahen sie zudem eine emotionale Störung des Kindesalters. Was einfach der medizinische Begriff ist für: »Dem Kind geht es überhaupt nicht gut.«

Man empfahl uns, Magdalena bei nächster Gelegenheit in die kinderpsychiatrische Tagesklinik zu schicken und – hier formulierten sie sehr, sehr vorsichtig – es doch auch mal mit Medikamenten zu probieren. Wenn wir damit einverstanden wären. Eventuell. In geringster Dosierung. Sie als Medizinerinnen würden das befürworten.

Da zeigte sie sich wieder, die überängstliche Einstellung vieler Menschen zu Medikamenten. Die Ärztin erzählte mir später, dass sie das Thema immer so zurückhaltend anspräche, weil die meisten Eltern beim Wort Tablette zuckten und sich erst mal weigerten, ihren Kindern medikamentöse Unterstützung zukommen zu lassen. Wir hatten diese Vorurteile nicht mehr, zu positiv sind meine eigenen Erfahrungen mit Psychotherapie und auch Psychopharmaka. Wieso sollte ich meiner Tochter diese Hilfe verwehren?

Magdalena kam zu Beginn der vierten Klasse in die Tagesklinik, und das Timing war ein Glücksfall für unsere ganze Familie. Die monatelangen Schulschließungen im zweiten Lockdown blieben uns erspart, die Klinik durfte durchgehend weitermachen. Unsere Tochter genoss ihren Aufenthalt dort. Es ist uns – zumindest bis jetzt – gelungen, das Stigma, das ADHS, Medikamente und Psychiatrien bis heute umgibt, von ihr fernzuhalten. Sie sieht keinen Grund, sich dafür zu schämen, macht kein Geheimnis daraus, und ich hoffe, dass das noch möglichst lange so bleibt. In ihrer Klinikklasse waren neun Kinder, danach wurden acht Kinder von drei Pädagoginnen und Pädagogen betreut. Sie durfte Musiktherapie, Sporttherapie und diverse andere Formen ausprobieren. Und wurde peu à peu auf die richtige Dosis Methylphenidat (besser bekannt unter den Namen Ritalin und Medikinet) eingestellt. Matthias und ich profitierten sehr von den Elterngesprächen. Denn nach all den Konflikten der vergangenen Jahre waren wir zutiefst verunsichert in unserer Erziehungsfähigkeit.

Für mich war und ist das eine widersprüchliche Situation. Ich bin Journalistin, mein Schwerpunkt sind Familienthemen. Vormittags schrieb ich also über Erziehung und gab meinen Leserinnen schlaue Tipps – nachmittags flog mir zu Hause der Laden um die Ohren. Ich habe viele Ratgeber von Jesper Juul, Herbert Renz-Polster und Nora Imlau gelesen, habe schon die Pädagoginnen Susanne Mierau, Nicola Schmidt und Katja Seide interviewt. Ich weiß genau, wie es geht. Aber ich kann es nicht.

Ein Beispiel dafür ist das Schlafen. Es war jahrelang Thema bei uns, nicht nur am Anfang, wie ich das erwartet hatte. Klar, als Baby schlief Magdalena bei uns, in einem Beistellbettchen, wie es damals alle empfahlen. Ein Familienbett erschien uns 2011 als etwas Abgefahrenes für alternative Leute, wir zählten uns nicht dazu. Als Magdalena etwa ein Jahr alt war, bauten wir ihr Gitterbettchen daher im Kinderzimmer auf. Ein paar glorreiche Monate schlief sie dort, sogar durch! In dieser Zeit waren Freunde abends bei uns zu Besuch und äußerten sich beeindruckt, als wir unsere Tochter innerhalb einer Viertelstunde eingetütet hatten. Kürzlich hätten sie bei einer anderen Familie erlebt, wie die dem Kind Händchen hielten. Stundenlang! Wir prosteten uns zu, stolz, was für kompetente Eltern wir waren.

Wenige Wochen später lernte Magdalena, aus dem Bettchen zu klettern, und tat es auch. Von da an war sie jede Nacht bei uns, und es dauerte nicht lange, bis sie nicht einmal mehr einsah, in ihrem eigenen Bett einzuschlafen. Dann bekam sie einen Babybruder und ein schönes, neues Hochbett. Sie fand es kurz toll – doch dass Jakob bei uns schlafen durfte und sie alleine bleiben sollte, das sah sie nicht ein. Das war die Zeit, in der ich zum ersten Mal über ein Familienbett nachdachte, mir aber sagte, dass sich das jetzt nicht mehr lohnte. Als Jakob eineinhalb Jahre alt war, zogen wir in eine größere Wohnung. Jedes Kind bekam ein eigenes Zimmer und ein eigenes Bett. Sie schliefen dort so gut wie nie. In unserem Doppelbett wurde es äußerst ungemütlich. Wir legten eine Matratze auf den Boden, doch da schlief keines der Kinder, sondern einer von uns. Oder wir spielten eine nächtliche Version von »Reise nach Jerusalem«: Ich legte mich nachts in eines der Kinderbetten, weil es mir zu eng wurde. Eines oder beide Kinder folgten mir nach. Ich wanderte zurück. Und immer so weiter. Doch ein Familienbett lohnte sich nicht mehr, dachten wir. Wir bauten das Hochbett zum Etagenbett um, damit beide Kinder in einem Zimmer schlafen konnten. Vielleicht würden sie sich dann weniger alleine fühlen? Auch das klappte nur kurz, dann war alles wieder beim Alten.

Irgendwann gaben wir auf. Obwohl unsere Kinder zu dem Zeitpunkt acht und vier Jahre alt waren, ein Alter, in dem viele Kinder freiwillig aus dem Familienbett ausziehen statt ein-, bauten wir uns eins. Die nächtlichen Wanderungen und die stundenlangen Bettgeh-Prozeduren hielten wir einfach nicht mehr aus. Und es entspannte die Situation, zumindest vorübergehend. Langfristig, und das war unsere Situation, als Magdalena in die Klinik kam, wollten wir Erwachsenen wenigstens ein einziges Zimmer der Wohnung für uns haben. Die Kinder haben ihre Kinderzimmer, das Wohnzimmer gehört uns logischerweise allen und wird oft von den Kindern belagert – was völlig okay ist. Aber ich wünschte mir sehnlichst eine Tür in der Wohnung, die ich hinter mir schließen konnte, einen Raum, den ich zur bügelperlen- und stofftierfreien Zone erklären könnte. Gleichzeitig war ich aber beeinflusst von all den Büchern über bindungsorientierte Erziehung, denen zufolge Kinder von selbst aus dem Elternbett ausziehen, man sie nicht zwingen sollte und es vor allem gar nicht geht, Kinder einfach schreien zu lassen. Und Magdalena brüllte wie am Spieß, wenn wir das Thema »alleine schlafen« auch nur ansprachen.

Nun also Elterngespräch in der Klinik und diese Sätze einer promovierten Ärztin: »Magdalena ist kein Baby mehr. Sie dürfen sie dazu zwingen, alleine in ihrem Zimmer einzuschlafen.« Banale Sätze, kein radikales Geheimwissen. Doch es scheint, dass wir diese Erlaubnis von kompetenter Seite gebraucht haben, um es endlich durchzuziehen. Natürlich machten wir keinen kalten Entzug, wir brachten unsere Kinder weiterhin ins Bett, lasen vor, setzten uns noch ein bisschen dazu. Aber dann gingen wir raus, noch bevor sie schliefen, sie sollten das alleine schaffen. Bei Jakob war es kein Problem, der konnte das längst, er hatte bislang nur auf Einschlafbegleitung bestanden, weil er nicht zu kurz kommen wollte. Magdalena schrie den ganzen Abend lang. Wir trösteten sie, brachten sie aber immer wieder in ihr Zimmer, wir legten uns nicht zu ihr, wir gaben nicht nach. Sie allerdings genauso wenig, weswegen sie um halb zwölf immer noch schreiend und schluchzend in der Ecke des Flurs saß. Dann gingen wir ins Bett, sie legte sich zwischen uns, und ich hatte das Gefühl, nicht einen Millimeter vorwärtsgekommen zu sein.

Sind wir aber. Die Nächte wurden zunehmend besser, und nach einer Woche erzählte Magdalena in der Gruppentherapie der Klinik stolz, dass sie jetzt alleine einschlafen kann. Sie dazu zu zwingen, war nicht nur ein egoistischer Akt von zwei Eltern, die mal wieder zu zweit sein wollten. Wir wollten auch ihr zuliebe, dass sie diese Fähigkeit erlernte. Denn wenn nicht gerade Pandemie ist, fahren vierte Klassen ins Schullandheim. Neun oder zehn Jahre alte Kinder müssen es dort schaffen, ohne Mama und Papa in den Schlaf zu finden.

Ich erzähle diese Geschichte so ausführlich, weil sie zeigt, wie wichtig Hilfe von außen sein kann – selbst dann, wenn sie keine neue Information enthält, sondern nur daraus besteht, dass jemand sagt: Du darfst das. Du machst das richtig. Weiter so. Die Theorie alleine bringt einen oft nicht weiter, gerade in Beziehungen und in der Erziehung (wo es ja letztlich auch immer um Beziehung geht). Vor allem, wenn es hakt, braucht es jemanden, der wohlwollend unterstützt.

Bleibt die Frage, warum mich nichts je so wütend gemacht hat wie meine widerborstige Tochter, nicht einmal Marc. Dem schmiss ich zwar den Schwamm ins Gesicht, das war's dann aber auch. Den Rest meiner Wut schrieb ich damals in mein Tagebuch, und dann verknallte ich mich in jemand anderen. Mit meiner Tochter hingegen liefere ich mir Schreiduelle wie im schlimmsten Reality-Doku-Drama. Außer meinen Kindern fällt mir kein einziger Mensch in meinem Leben ein, den ich schon mal angebrüllt hätte. Wenn mein Mann und ich uns streiten, wird es nur marginal hitziger und lauter als in einem normalen Gespräch, eigentlich diskutieren wir fast alles ruhig aus. Warum geht das mit meinen Kindern nicht?

Meine Theorie: Es ist die Machtlosigkeit. Ich habe schon im Kapitel über Schmerzen beschrieben, wie wichtig das Gefühl ist, Einfluss auf das Geschehen zu haben. Schmerzen, gegen die man etwas tun kann, sind viel erträglicher als die, die scheinbar unbeeindruckt von unserem Tun kommen und gehen. Im Konflikt mit meiner Tochter fühle ich mich machtlos. Es ist eine Beziehung, die ich nicht beenden kann (will ich auch nicht, nur um das ganz klar zu sagen, aber dass ich aus der Nummer nicht raus kann, macht natürlich etwas mit mir) und für deren Gelingen ich die Verantwortung trage, nicht sie. Schließlich bin ich die Erwachsene. Ich war zudem lange der Meinung, dass es mein Job als Mutter ist, dafür zu sorgen, dass meine Tochter ihr Zimmer aufräumt, den Schlafanzug anzieht, nicht zu viel vor dem Fernseher sitzt. Gleichzeitig wollte ich meine Kinder nicht schlagen, nicht erpressen und ihnen niemals das Gefühl geben, dass ich sie nur liebe, wenn sie bestimmte Dinge tun.

Wie also kriegt man das hin? Bindungsorientierte Autorinnen ziehen sich oft auf den Satz zurück: »Gut gebundene Kinder kooperieren immer.« Mich ließ dieser Satz zu dieser Zeit Gift und Galle spucken. Meine nicht, wollte ich brüllen, meine nie! Dass meine Kinder nicht taten, was sie sollten, ich gefühlt keine Handhabe dagegen hatte und gleichzeitig einen gesellschaftlichen Druck spürte, den Familienladen gefälligst zum Funktionieren zu bringen: Diese Gefühlskombination machte mich rasend.

Mittlerweile weiß ich, was mich so verzweifeln ließ: Während die Bindungstheorie sich zunehmend im Diskurs durchsetzt, ist die traditionelle Idee, dass Eltern Ansagen machen und Kinder gehorchen, nach wie vor in vielen Köpfen. Auch in meinem. Und das geht nicht zusammen.

Zudem hatte ich einen dermaßen schlechten Zugang zu meiner eigenen Wut, dass ich mich über die intensiven Emotionen meiner Tochter so sehr freute und lange nicht erkannte, was eigentlich dahintersteckte – nämlich ein ADHS. Und genauso wenig, wie man eine Depression zum Verschwinden bringt, indem man sich zusammenreißt, funktioniert das bei ADHS. Magdalena ist auch mit ihrer Medikation ein impulsives Kind, und das soll sie unbedingt bleiben. Auch Konflikte haben wir nach wie vor. Doch wir streiten uns nun eher zwei Mal am Tag als zwanzig Mal, weswegen ich viel besser als früher in der Lage bin, die Erwachsene zu bleiben. Ich kann Gefühle spiegeln, Bedürfnisse abwägen und so das Problem lösen, anstatt selbst hochzugehen wie eine Rakete, weil meine Zündschnur bei den 18 Streits zuvor schon runtergebrannt ist. Wir kommen wieder ganz gut miteinander zurecht, alle vier, und das ist einmal mehr das Verdienst von Psychotherapie und Psychiatrie. Der Lehrerin übrigens, die Magdalena schon nach wenigen Wochen als ADS-Kind erkannt hatte, habe ich zwei Jahre später Blumen vorbeigebracht.

Erkenntnis: Gefühle können sich hinter anderen Gefühlen verbergen.

LEBEN ODER STERBEN?

ÜBER DEN UMGANG MIT SUIZIDGEDANKEN

Ich bin mit 16 Jahren an den S-Bahn-Gleisen herumgeradelt, habe mit 24 über einen Sprung in den Rhein fantasiert, landete mit Ende 20 wieder an einem Gleis. Wenn ich auf Hochhäusern stehe, denke ich auch in gesunden Phasen: Ob diese Höhe wohl reichen würde, um einen Sprung auf keinen Fall zu überleben? Suizidgedanken treiben ihr Unwesen in meinem Kopf schon seit vielen Jahren, immer wieder, heute noch. Dass das nicht normal ist, wusste ich lange nicht. Schließlich fragt man auch gute Freundinnen nicht beiläufig: Sag mal, wie würdest du dich umbringen?

En passant ist sowieso gar nichts, wenn ich über Selbstmord fantasiere. Diese Gedanken sind extrem schmerzhaft, bohren sich wie ein Messer in Herz und Hirn. Von außen sehe ich gesund aus, innerlich verblute ich. Mein Gehirn meint das schließlich vollkommen ernst in dem Moment, weswegen sich zu den Fantasien der Selbsthass gesellt, die Hoffnungslosigkeit, die Verzweiflung. Ich rede mir ein, dass mich niemand vermissen würde, dass ich für alle nur eine Belastung bin. Es wäre auch für die anderen besser, wenn ich tot wäre. Und dann fühle ich mich wieder wie eine Hochstaplerin, weil ich zwar an den Tod denke, aber nie auch nur einen Versuch unternommen habe, mich umzubringen. Darüber zu reden, finde ich deshalb schwierig, ich will nicht für eine Dramaqueen gehalten werden, die mit Suizid droht und dann doch nie irgendwas macht. Vielleicht sollte ich das Thema Suizid besser denen überlassen, die näher dran sind als ich. Mehr als 100 000 Menschen versuchen jedes Jahr, sich umzubringen.

Doch mir geht es darum, zu erzählen, wie schmerzhaft allein die Gedanken sind, lange, bevor man die Rasierklinge zur Hand nimmt. Ich habe hier schon darüber nachgedacht, was der größte vorstellbare körperliche Schmerz ist: Migräne oder Geburtswehen? Schmerz ist das, was im Gehirn ankommt. Besonders weh tut es mir aber, wenn der auch dort stattfindet. Der größte vorstellbare Schmerz ist für mich der, der entsteht, wenn das Gehirn sich selbst für überflüssig erklärt. Gegenargumente für diese Empfindung müssten gedacht werden, doch der fürs Denken zuständige Körperteil ist gerade krank und funktioniert nicht. Also bleibe ich im Selbsthass stecken und wünsche mir, jemand könnte mich wegradieren, weil ich selbst zu schwach bin, um mir ein Ende zu setzen.

Das eine Mal, als ich zwar keinen Suizidversuch unternommen, ihn aber zumindest geplant habe, hat mich erschreckt. Als ich damals mit dem Baby Magdalena in der Psychiatrie war, bin ich nicht zum Nachdenken zu den Gleisen gegangen. Ich habe es dann nicht getan, habe gespürt, wie weit ich noch davon weg bin, aber gleichzeitig auch, wie nah dran. Für mich sind Suizidgedanken heute die rote Flagge, wenn ich mal wieder nicht genau weiß, ob das, was ich empfinde, noch normal oder schon depressiv ist. Traurigkeit, Schlafprobleme und fehlende Motivation sind normal, wenn es gerade nicht so läuft im Leben. Doch wenn sich die Suizidgedanken in meinem Kopf breitmachen, ist das nicht mehr nur Corona-Laune, Trauer oder Stress. Dann ist der Zeitpunkt erreicht, zu meiner Psychiaterin und zu meiner Psychotherapeutin zu gehen und »Ich habe wieder Depressionen« zu sagen.

In den vergangenen Jahren habe ich mir zudem ein Theoriegebäude zusammengebastelt, mit dem ich mich selbst vom Suizid abhalte. Ob es auch für andere Menschen Sinn ergibt, weiß ich nicht. Mir aber hilft es, in gesunden Phasen die Möglichkeit einer Selbsttötung so wegzusperren, dass ich die Tür auch während der Depression möglichst nicht aufkriege.

So habe ich mich inzwischen selbst davon überzeugt, dass es uns Menschen generell nicht ansteht, über Leben und Tod zu entscheiden. Für mich gilt das in der Debatte um Sterbehilfe, um lebensverlängernde Maßnahmen bei Alten, Kranken und Menschen mit Behinderung, letztlich immer dann, wenn man sich fragt, ob dieses Leben noch lebenswert ist. Ich bin der Meinung, dass man diese Frage nicht beantworten kann und sie daher gar nicht erst gestellt werden darf. Die Mehrheit in unserer individualistischen und freiheitsliebenden Gesellschaft ist da anderer Meinung und befürwortet das moralische Recht auf Selbsttötung. Auch das Bundesverfassungsgericht hat diese Haltung 2020 bestätigt, sogar ohne Einschränkung auf bestimmte Lebenssituationen. Demnach darf jeder jederzeit selbst seinem Leben ein Ende setzen, wenn er oder sie das möchte. Ich kann akzeptieren, wenn jemand so denkt. Doch für mein depressives Gehirn ist das keine hilfreiche Argumentation, weswegen ich an diese Stelle meines Theoriegebäudes stattdessen etwas aus der katholischen Lehre gesetzt habe. Mein Leben gehört demnach gar nicht mir. Ich ist ein Geschenk Gottes, oder weniger katholisch formuliert: Es ist eine Leihgabe vom Universum, und meine Aufgabe hier auf Erden ist es, das Beste draus zu machen. Was auch immer ich eben für das Beste halte. Wer lebt und wer stirbt, ist nicht meine Entscheidung und damit auch nicht meine Verantwortung. Die gebe ich ab an eine Art göttliche Macht, an die ich nach wie vor glaube. Das ist ein Suizidverbot und gleichzeitig die Erlaubnis, am Leben zu bleiben. Ich darf nicht über Suizid nachdenken. Das bedeutet aber auch, ich muss es nicht – egal, für wie wertlos mein Gehirn mich gerade hält. Dieser Ausgang bleibt verschlossen.

Quälen mich trotzdem Suizidgedanken, versuche ich sie so weit wie möglich von außen zu betrachten und mich davon zu distanzieren. Ich sage mir dann: Ich habe eine Krankheit, und diese Fantasien sind ein Symptom. Sie haben nichts damit zu tun, was ich wirklich will.

Außerdem versuche ich mich daran zu erinnern, dass ich nicht alleine bin. Ich habe Verbindungen, zu meinem Mann, meinen Kindern, meinen Verwandten. Ich habe Freundinnen, Nachbarn, Kolleginnen. Im Schnitt gibt es im Leben einer Person 150 Menschen, zu denen sie eine wie auch immer geartete Beziehung hat. Stellt man sich die als Seile vor, ist man eingesponnen in ein Netz an Kontakten. Ein Selbstmord schneidet ein Loch in dieses Netz, ein großes, und das auf eine ganz andere Weise, als ein natürlicher Tod es tut. 150 Menschen haben dann ein loses Ende in der Hand, und die Wahrscheinlichkeit ist hoch, dass zumindest einige davon das nicht verkraften. Statt meiner würden dann also die nächsten in Therapie sitzen und versuchen, den Suizid ihrer Mutter/Schwester/Freundin zu verstehen. Die Traumata und die Verantwortung auf diese Weise einfach weiter durchs Beziehungsnetz zu reichen, finde ich inzwischen feige. Akute Selbstmordgedanken flüstern mir zwar zu, dass mich alle nach kurzer Trauer vergessen würden. Aber ich weiß, dass das nicht stimmt. Ein Suizid ist eine emotionale Atombombe.

Meine Mutter ist eines natürlichen Todes gestorben. Plötzlicher Herzstillstand. Weil sie seit ihrer Geburt einen Herzfehler hatte, ging meine Mutter regelmäßig zum Kardiologen. Den letzten Befund entdeckten wir in ihren Unterlagen. Darin stand, dass die Werte äußerst bedenklich seien, da die Patientin aber keine Beschwerden erwähne, reiche eine Wiedervorstellung in sechs Monaten. Dabei hatte meine Mutter Beschwerden. Sie war kurzatmig, ihr wurde oft schwindlig. Ging sie mit dem Wäschekorb eine Treppe hoch, musste sie sich oben erst mal hinsetzen. Dem Kardiologen hatte sie das nicht verraten, und mich macht das manchmal ganz schön wütend. Denn vielleicht wäre sie noch da, mit Herzschrittmacher und Medikamenten, wenn sie sich besser um sich selbst gekümmert hätte.

In einem Arztgespräch irgendetwas nicht zu erwähnen, ist nicht im Ansatz das Gleiche wie sich umzubringen. Die Wut, die ich bei diesem Gedanken spüre, ist daher winzig im Vergleich zu der, die ein Selbstmord auslöst. Für die Hinterbliebenen ist ein Suizid die Botschaft: »Du warst mir nicht wichtig, nicht einmal wichtig genug, um noch ein bisschen am Leben zu bleiben.« Deutlicher kann man gar nicht »Fuck you« sagen. Bin ich selbst in einer depressiven

Phase, dreht mein Gehirn diesen Gedanken sofort einmal herum und argumentiert, dass ich nicht mehr kann und meine Existenz eh niemandem etwas hilft. Doch selbst wenn das stimmen würde: Das Mindeste, was ich für meine Umgebung und ganz besonders für meine Kinder tun kann, ist, mich nicht umzubringen. Ich habe inzwischen in Psychiatrien und Gruppentherapien genügend haarsträubende Familiengeschichten gehört, um mir sicher zu sein: Die schlechteste, verrückteste, psychisch kränkste Mutter ist immer noch besser für ein Kind als eine, die sich umgebracht hat.

Vielleicht werden sich meine Kinder auch irgendwann in einer Psychotherapie an mir abarbeiten. Sie dürfen dann gerne über ihre Mutter schimpfen, über ihren Egoismus, ihre Verpeiltheit, ihre Verkopftheit. Darüber, dass ich nie richtig zuhöre, sie einfach nicht verstehe, manchmal herumschreie und immer zu hohe Ansprüche stelle. Was auch immer sie mir vorwerfen werden, eines werden sie hoffentlich nicht sagen: Dass ihre Mutter sie einfach im Stich gelassen hat.

Erkenntnis: Es geht nicht nur um mich.

WAS IST SCHON NORMAL?

Ich habe Depressionen. Ich bin psychisch krank. Mir geht es nicht gut.

Vor 15 Jahren konnte ich keinen dieser Sätze sagen. Es ging mir nicht gut, ich wollte aber nicht psychisch krank sein, also auf keinen Fall in dieser Absolutheit. Ich hatte vielleicht depressive Phasen, machte Therapie – aber ich sah das alles als vorübergehend an. Irgendwann und bestimmt ganz bald würde es mir wieder besser gehen, und bis dahin machte ich vorsichtshalber ein Geheimnis draus. Aus gutem Grund, denn viele Menschen reagierten damals wie meine Kommilitonin Caro, der ich damals fast flüsternd bei einem Glas Dornfelder erzählte, was mit mir los war: »Ich habe Depressionen.« Hoffentlich hörte am Nebentisch niemand mit. »Seit ein paar Wochen nehme ich auch was.« Caro war einer der ersten Menschen außerhalb meines allerengsten Kreises, denen ich das erzählte. Keine enge Freundin, sondern jemand, mit dem ich gelegentlich einen Rotwein trinken ging. Sie war zu höflich, um direkt zu sagen, was sie dachte. Doch im weiteren Verlauf des Abends platzte es irgendwann aus ihr heraus: Eine andere Freundin, Hanna, habe angeblich auch Depressionen, irgendwie habe das ja heutzutage jeder, sie meine natürlich nicht mich jetzt, aber es sei schon auffällig. Was denn nur los sei mit unserer Gesellschaft? Nach dem Motto: Hält keiner mehr was aus, werden alle immer empfindlicher, bildet sich heutzutage jeder eine psychische Krankheit ein?

Mit derlei (Vor-)Urteilen ist Caro nicht alleine, und die Zahlen legen auf den ersten Blick nahe, dass an ihnen etwas dran sein könnte. Jeder vierte Deutsche ist im Laufe seines Lebens irgendwann einmal von einer psychischen Krankheit betroffen. Seit Jahren und Jahrzehnten steigt die Zahl der Menschen mit psychiatrischer Diagnose kontinuierlich, immer mehr Krankheitstage entfallen auf seelische Beschwerden. Seit 2018 sind sie nach Muskel-Skelett-Erkrankungen der zweithäufigste Grund für eine Krankschreibung. Allerdings zeigen Erhebungen, die die seelische Gesundheit der Bevölkerung messen, ohne nach Diagnosen oder Arbeitsunfähigkeit zu fragen, keine Veränderung (die DEGS-Studie des Robert-Koch-Instituts zum Beispiel). Daraus könnte man schließen, dass heutzutage gar nicht zu viel diagnostiziert wird – sondern endlich genug.

Gründe für die Zunahme bei den Diagnosen gibt es viele. Psychische Krankheiten werden heutzutage seltener als früher übersehen, das Gesundheitspersonal schaut genauer hin, auch die Patientinnen und Patienten berichten freimütiger über psychische Beschwerden als noch vor ein paar Jahren und Jahrzehnten. Das Stigma ist zurückgegangen. Aus meiner eigenen Erfahrung kann ich das nur bestätigen und kann deswegen nur schwer auseinanderhalten, was davon eine gesellschaftliche Entwicklung ist und was meine ganz persönliche. Vor 15 Jahren waren meine Depressionen ein Geheimnis, in das ich nur ganz wenige Menschen mit klopfendem Herzen einweihte. Als ich das erste Mal länger deswegen krankgeschrieben war, hatte ich zwar das Gefühl, es meinem Team und meinen Vorgesetzten mitteilen zu müssen. Ich bat aber alle eindringlich um Vertraulichkeit. Musste ich zur Therapie, sagte ich was von Arztterminen und Krankengymnastik. Erst mit den Jahren wurde ich offener, erzählte immer mehr Leuten davon, und inzwischen wissen eigentlich alle, die mit mir zu tun haben, Bescheid. Nicht, weil ich mir ein Schild um den Hals hänge, auf dem »depressive Frau« steht. Aber wenn ich wegen meiner Depressionen krankgeschrieben bin, dann sage ich zu meinen Kollegen genau das, und wenn ich auf dem Weg zur Therapie meine Nachbarin treffe, sage ich ihr, warum ich keine Zeit zum Ratschen habe. Immer mehr Leute antworten mir auf den Satz »Ich habe Depressionen« inzwischen mit »Ich auch«. Und wenn ich heute mit Freundinnen beim Wein sitze, kann es sein, dass jede von uns eine Story von ihrer Therapeutin erzählen kann.

Ich möchte mir nicht anmaßen, zu definieren, wer »wirklich« Therapie braucht und wer nicht, zumal das aus meinem Mund immer klingen würde wie: »Ich bin tatsächlich depressiv, aber du nicht.« Doch auch Fachleute wie der Psychiater Frank Jacobi sind der Meinung, dass die Entstigmatisierung eine Kehrseite hat und dazu führen kann, dass Menschen auch bei normalen oder vorübergehenden seelischen Belastungen Ärztinnen und Therapeuten aufsuchen.

Womit wir ein weiteres Mal bei der Frage wären, um die ich nun schon mehrfach gekreist bin: Was ist normal? Was ist noch ein normaler Gedanke, ein adäquates Gefühl – und wo beginnt die Depression, Zwangsstörung,

Psychose? Bei seelischen Leiden ist die Linie zwischen krank und gesund enorm schwierig zu ziehen. Letztlich ist nicht einmal unumstritten, was die beiden Begriffe jeweils bedeuten sollen. Die Weltgesundheitsorganisation zum Beispiel definiert Gesundheit sehr weitreichend, nicht nur als Abwesenheit von Krankheit, sondern als »Zustand des völligen körperlichen, geistigen, seelischen und sozialen Wohlbefindens«. Nach der Definition wäre ich noch nie länger als fünf Minuten am Stück gesund gewesen. Irgendwas ist schließlich immer. Unangenehme Empfindungen sind lebensnotwendig, um uns mitzuteilen, was wir brauchen: das Ziehen im Bauch als Signal, dass wir Hunger haben, der Stich im Rücken als Zeichen, dass wir uns schon viel zu lange über den Laptop gekrümmt haben. Nach dem Tod meiner Mutter ging es mir über Wochen und Monate wirklich miserabel. Krank war ich nicht, ich trauerte – eine normale und meiner Meinung nach gesunde Reaktion auf einen großen Verlust. Ähnlich war es nach meiner Fehlgeburt.

Trotzdem sind Todesfälle, Scheidungen, Fehlgeburten für viele Menschen Ereignisse, die sie (womöglich erstmals) zur Therapeutin oder in die Psychiatrie bringen. Psychische Belastungen können eine Krankheit (wieder) ausbrechen lassen. Mag auch sein, dass manche dieser Menschen streng genommen nicht wirklich psychisch krank sind, sondern »nur« nicht in der Lage, alleine mit dem Verlust klarzukommen. Aber halt, stopp – wieso schreibe ich »nur«? Wer nicht klarkommt, kommt nicht klar, und es steht Laien nicht zu, von außen draufzugucken und zu sagen: Du brauchst keine therapeutische Hilfe, du glaubst das nur.

Zu debattieren, ob all diejenigen, die derzeit von Psychiaterinnen und Psychotherapeuten behandelt werden, diese Unterstützung tatsächlich benötigen, geht meiner Meinung nach am eigentlichen Problem vorbei. Denn nach wie vor bekommt die Mehrheit der psychisch Kranken keinerlei Behandlung. Die Gründe dafür sind vielfältig. Manche wissen gar nicht, dass sie krank sind oder dass und wo es Hilfe gäbe. Andere vertrauen dem Gesundheitssystem nicht, haben Angst, in psychiatrischen Kliniken sediert, misshandelt, gar eingesperrt zu werden. Viele befürchten, mit psychiatrischer Diagnose ihren Job zu verlieren, und nicht alle haben diese Sorge zu Unrecht. Die Entstigmatisierung, die in meinem Umfeld dazu geführt hat, dass jede Dritte eine Therapeutin hat (keine Statistik, nur mein Gefühl), ist in anderen Milieus noch nicht angekommen. Unterm Strich sind wir nach wie vor keine übertherapierte, sondern eine untertherapierte Gesellschaft – trotz der deutlichen Zunahme an Diagnosen. Wie man es schaffen soll, die paar Leute aus dem System zu fischen, die ihre Behandlung gar nicht so dringend brauchen, ohne gleichzeitig die Hürden so zu erhöhen, dass andere, schwer kranke Personen es nicht mehr darüber schaffen, weiß ich nicht. Vielleicht muss man also damit leben, dass die eine oder andere durchgeführte Behandlung nicht dringend notwendig wäre – denn auf der anderen Seite retten Psychiater und Therapeutinnen viele Leben. Jeden Tag.

Den großen Erfolg von Psychotherapie und Psychiatrie sieht man meiner Meinung nach an der stetig sinkenden Zahl der Suizide. Die große Mehrheit der Menschen, die sich das Leben nehmen, leidet unter Depressionen oder anderen psychischen Krankheiten. Vor 40 Jahren brachten sich in Deutschland noch etwa 18 000 Personen im Jahr um. 2018 waren es halb so viele. Das sind jedes Jahr 9000 Menschen, die nicht sterben und stattdessen vermutlich in Therapiepraxen und in Psychiatrien sitzen, vielleicht immer wieder, vielleicht jahrzehntelang. Drehtürpatienten nannte eine meiner Ärztinnen diese Männer und Frauen, die möglicherweise nie richtig gesund werden und die Zahl der Behandlungen und Krankheitstage wegen seelischen Leidens nach oben treiben. Man sollte daher diese beiden Statistiken immer nebeneinanderlegen: Die Suizide gehen runter, die Kosten gehen hoch – eigentlich ist das nur logisch und kein Grund zur Sorge. Sondern zur Freude.

Wer glaubt, dass früher alles besser war und nur heutzutage alle, die ein bisschen von der Norm abweichen, therapeutisch und medikamentös in Form gepresst werden, verklärt meiner Meinung nach die Vergangenheit. Ich höre so etwas häufig, manchmal im Zusammenhang mit meinen Depressionen, noch öfter, wenn ich erwähne, dass meine Tochter ADHS hat. Dann heißt es, das sei eine Modediagnose, oder nur unser rigides Schulsystem sei an allem schuld, weil es Schülerinnen und Schüler nicht mehr sein lässt, wie sie sind. Die Kinder bräuchten eben weniger Großstadt und weniger Ganztagsbetreuung, stattdessen mehr Wald und Wiese und Freiheit. Ich reagiere auf solche Klischees allergisch. Es ist richtig, dass vor allem die Schule unsere Tochter an ihre Grenzen gebracht hat. Auch ich glaube, dass ein pädagogisches Umfeld mit mehr Ressourcen und mehr Freiheiten für Lehrende und Lernende helfen würde (allerdings nicht nur diesem Kind, sondern allen). Ich mag auch den Begriff neurodivers sehr gerne, den vor allem Menschen verwenden, die es ablehnen, dass bei Kindern von Störungen und Krankheiten gesprochen wird. Sie sehen neurologische Ausprägungen lieber als breites Spektrum, an dessen einem Ende dann eben unter anderem ADHS zu finden ist.

Ja, es ist eine Diagnose, die das Wort Störung enthält, ADHS gilt als psychische Krankheit, und viele finden das stigmatisierend. Ich sehe es vor allem als Möglichkeit, an Therapien, Medikamente und andere Hilfen zu kommen. Sowohl unser Gesundheitssystem als auch die unterstützenden Systeme in Schule oder Jugendamt sind so gestrickt, dass es zunächst mal eine Diagnose, ein von offizieller Seite festgehaltenes Problem braucht, bevor Ressourcen abgerufen werden können. Die Ziffer F 90.0 auf dem Überweisungsschein ist für mich kein Stempel, sondern eine Eintrittskarte. Mein Kind ist trotzdem ein wunderbares Kind und genauso normal oder nicht normal wie deines, genauso normal oder nicht wie ich und wie du.

Mag sein, dass vor hundert Jahren auf dem Bauernhof ein ADHS-Kind nicht besonders aufgefallen ist, sondern einfach verpeilt mit Hund und Katz und Maus über Blumenwiesen gestreunt ist. Kann aber auch sein, dass es in der Schule andauernd Prügel bezog, weil es nicht stillsitzen konnte, und als Dorfdeppchen abgestempelt wurde. Manche haben einen zu romantischen Blick auf ein natürlicher scheinendes Früher, von dem ich persönlich nicht glaube, dass es das tatsächlich gab. Gerade im Hinblick auf seelische Leiden und deren Behandlungsmethoden bin ich froh, im 21. Jahrhundert zu leben, mit Zugang zu Medikamenten und Psychotherapie und in einer Gesellschaft, die zunehmend toleranter wird und zumindest dabei ist, einen guten Umgang mit Betroffenen zu lernen.

Immer mehr Prominente erzählen offen von ihren psychischen Problemen, es fällt aber auf, dass es je nach Branche unterschiedlich viele sind. So gibt es eine lange Liste von Popstars, Schauspielerinnen, Künstlern: Lady Gaga, Jim Carrey, Alanis Morissette, Brooke Shields, Keira Knightley, Kanye West, Lena Dunham; in Deutschland Nora Tschirner, Sarah Kuttner und Kurt Krömer. Man könnte noch weitere aufzählen. Im Sport finden sich schon weniger Betroffene, die über ihre Probleme sprechen, weswegen Tennisspielerin Naomi Ōsaka als Vorreiterin gefeiert wurde. Die Weltranglistenzweite hatte sich 2021 mit Verweis auf Depressionen von den French Open zurückgezogen. Bislang haben sich Sportler auf diesem Niveau erst nach Karriereende geöffnet (Sebastian Deisler) oder höchstens von einem Burn-out gesprochen (Sven Hannawald), den es als medizinische Diagnose gar nicht gibt. Meistens ist damit eine Depression gemeint. Von psychisch erkrankten Personen in den obersten Etagen von Politik und Wirtschaft hört man fast nichts. Es scheint also so zu sein: Als Kreativer darf man schon mal als ein bisschen neurodivers aus dem Rahmen fallen, Leistungsträger in Unternehmen und Regierungen aber sollten jederzeit einen kühlen Kopf bewahren (oder müssen zumindest so tun).

Wenn Prominente ihre psychische Krankheit öffentlich machen, passiert leider meist Folgendes: Die Diagnosen werden zu Schablonen, in die Betroffene gepresst werden. Mithilfe der Diagnosen erklärt und interpretiert man ihre Vergangenheit, ihre Familie, ihre ganze Branche, ach, am besten gleich die ganze Gesellschaft. Und so wird dann zum Beispiel aus Claas Relotius, dem ›Spiegel‹-Redakteur, der seine Geschichten erfunden statt recherchiert hat, ein von der Psychose geplagter Kranker, der nicht anders konnte. Naomi Ōsaka galt als Drückebergerin, bevor sie über ihre Diagnose redete. Danach wurde sie gleichzeitig zur Heldin und zum Opfer der Sportpresse. Meghan Markle, die Ehefrau des britischen Prinzen Harry, sprach in der Talkshow von Oprah Winfrey über Depressionen und Suizidgedanken, und auch hier hatte die Öffentlichkeit die Schuldigen schnell gefunden: die Schwiegerfamilie im Buckingham Palace, die schon Prinzessin Diana in den Neunzigern in die Bulimie getrieben hatte. Schuld am Suizid von Nationaltorhüter Robert Enke? Na, die Presse und der Druck im Profisport. Enkes Witwe Teresa verwahrte sich stets gegen derlei Interpretationen. Die Ursache für den Suizid des Sportlers sei die Krankheit gewesen, nicht mehr und nicht weniger.

Zu ähnlichen Kurzschlüssen kommt es, wann immer ein Verbrechen geschieht, das besonders brutal ist oder bei dem das Motiv nicht einleuchtet. Schnell steht dann die Behauptung im Raum, der Täter sei psychisch krank gewesen. Ohne weitere Informationen ist das aber immer eine unzulässige Spekulation. Psychisch Kranke sind in ihrer Gesamtheit nicht gefährlicher oder krimineller als Menschen ohne Diagnose. Nur bei ganz bestimmten Symptomkonstellationen haben Betroffene eine höhere Wahrscheinlichkeit, straffällig zu werden. Allerdings ist dieser Effekt wesentlich geringer als beispielsweise der des Geschlechts, Männer sind häufiger kriminell als Frauen. Trotzdem würde man eine Straftat im Normalfall nicht mit dem Geschlecht erklären oder gar fordern, dass man Männern künftig präventiv bestimmte Rechte entziehen sollte. Bei psychisch Kranken gibt es diese Forderungen immer wieder. Bei angehenden Beamten sollten besser keine psychiatrischen Behandlungen in ihrer Krankenakte dokumentiert sein, eine Festanstellung kann sonst in manchen Bundesländern schwierig werden. Und als ein Pilot 2015 eine Germanwings-Maschine abstürzen ließ und damit 149 Menschen und sich selbst tötete, gab es Überlegungen, psychisch Kranke nicht mehr ins Cockpit zu lassen. Zuvor war er wegen Depressionen und Suizidalität in Behandlung gewesen. Dabei würden präventive Verbote oder Kontrollen für erkrankte Piloten nur dazu führen, dass sie sich keine Hilfe mehr suchen.

Genie oder Krimineller, Täter oder Opfer: Ein so schablonenhafter Umgang mit seelischen Leiden wird all denen nicht gerecht, die – oft unter enormer Anstrengung – ein normales Leben führen und als Kolleginnen, Nachbarn, Chefinnen und Freunde überall um uns herum sind. Sehr viele Menschen haben eine psychische Erkrankung. Die wenigsten verlieren dabei völlig ihren Kopf. Eine Diagnose sollte kein Grund für Scham sein, aber auch kein Freibrief. Betroffene dürfen von ihrem Umfeld Verständnis erwarten, aber nicht für alles. Hört sich nach schwierigen, fast unmöglichen Unterscheidungen an, ist aber eigentlich ganz einfach: Man könnte allen Menschen mit Freundlichkeit und Gelassenheit begegnen, auch ohne um eine etwaige Diagnose des Gegenübers zu wissen. Schließlich muss man nicht krank sein, um sich niedergeschlagen zu fühlen, zerstreut zu sein oder überhaupt keine Lust zu haben. Psychiater Andreas Heinz wünscht sich, dass alle gnädiger miteinander umgehen, und sagt: »Es wäre doch schade, wenn wir uns unsere ganzen Unzulänglichkeiten nur noch dann verzeihen können, wenn wir psychiatrische Diagnosen dafür haben.«

Ich liebe diesen Satz sehr. Schließlich haben wir alle – ob depressiv oder nicht – manchmal schlechte Tage. Wir bekommen zu wenig Schlaf, haben Streit mit dem Partner, trauern um geliebte Menschen oder haben Angst vor der Zukunft. Und aus all diesen (und anderen) Gründen sind wir dann manchmal unhöflich zu anderen, machen Fehler und leisten nicht so viel wie sonst. Ich fände es wirklich schlimm, wenn man dafür künftig ein Attest vom Arzt braucht, eine Absolution von einer weißbekittelten Instanz mit Professorentitel: Ja, du darfst heute im Bett bleiben, denn du bist depressiv. Vielleicht sollten wir uns öfter mal erlauben, einfach so im Bett zu bleiben. Einfach mal schusselig sein oder faul oder grantig oder anderweitig unperfekt. Nicht weil wir krank, sondern weil wir Menschen sind.

Keine Angst, nun kommt nicht noch schnell die große, philosophische Auflösung, dass hinter Depressionen doch eigentlich Perfektionismus steckt und wir uns alle mal ein bisschen mehr entspannen müssen, dann müssten wir nicht so viele Tabletten schlucken. Ich habe es schon öfter hier gesagt, der Vollständigkeit halber aber noch ein letztes Mal: Depressionen sind eine Krankheit, man kann sie sich nicht wegmeditieren. Sich zu entspannen ist aber trotzdem immer eine gute Idee, genauso wie mehr Mut zum Unperfektsein, mehr Zeit mit Freundinnen, mehr Urlaub, mehr gutes Essen, mehr Sex, mehr Kuscheln, oder was auch immer dazu beiträgt, dass du dich gut fühlst. Und gegen die

Krankheit helfen Medikamente und/oder therapeutische Gespräche.

Jeder, der es wissen will, weiß, dass ich Depressionen habe. Du hast nun dieses Buch fast zu Ende gelesen, du weißt es auch. Trotzdem fände ich es schade, wenn ab jetzt alles, was ich tue und schreibe, durch diese Brille angeschaut würde. Schließlich sagt diese Diagnose nicht mehr und nicht weniger über mich aus als eben das: Ich habe Depressionen.

Es ist nicht möglich, irgendwelche allgemeingültigen Aussagen über depressive Menschen zu treffen. Dafür sind wir eine zu große und zu diverse Gruppe. Wir sind nicht sensibler als gesunde Personen, nicht stärker, nicht schwächer, nicht leistungsfähiger, nicht fauler, nicht klüger, nicht dümmer, nicht kreativer, egozentrischer oder begabter. Ich wünsche mir, dass Menschen die Krankheit als eine Facette meiner Persönlichkeit begreifen – eine wichtige zwar, aber trotzdem nur eine, und sie erklärt mich nicht.

Was mich dann ausmacht? Ich habe da lange drüber nachgedacht. Schließlich waren es für mich wichtige Schritte, mein Lebensglück nicht an mein Erscheinungsbild zu hängen, mich von krankhaften Gedanken abzugrenzen und ungünstigen Gefühlen nicht immer sofort nachzugeben. Doch wenn ich mir alles wegmeditiere – was bleibt dann noch? Nur noch Nirvana, ganz schön vielleicht, aber doch zu früh. Ich verstehe meine Identität daher als eine Art Mosaik. Der einzelne Stein spielt kaum eine Rolle, gemeinsam zeigen sie dann aber doch ein ganzes Bild. Ich bin also nicht meine Schwabbelarme, ich bin nicht mein Hängebusen. Ich bin nicht meine Krankheit. Ich bin nicht meine Liebe und nicht meine Wut. Ich bin auch nicht das, was ich schreibe, sage, denke. Ich bin alles. Insgesamt ist das so viel, so vielschichtig, divers und widersprüchlich, dass mich natürlich ein einzelner Gedanke nicht bestimmt, kein Gefühl endgültig definiert und auch kein einzelnes Körperteil meine Identität ausmacht. Aber alles, alles davon gehört zu mir.

Ich dachte immer, ich müsste ultimative Lösungen haben, bevor ich über Depressionen schreiben kann. Ich müsste wissen, wie man diese Krankheiten besiegt, mit welchen Mitteln man sie in den Griff bekommt, und könnte meinen Leserinnen und Lesern dann erzählen, wie schön das Leben ohne Depressionen ist. Doch ich habe noch immer Depressionen und inzwischen eine andere Botschaft: Es ist gar kein Kampf. Ich habe die Krankheit nicht im Griff – aber sie mich auch nicht. Stattdessen habe ich das Vertrauen, damit umgehen zu können, wenn das nächste Mal Symptome auftreten. Mir, meiner Therapeutin und meiner Ärztin wird dann schon etwas einfallen, was hilft, und irgendwann werden die Symptome wieder weggehen. Und dazwischen ist das Leben schön. Trotzdem.

DANKE

Ich danke meiner Kollegin Vera Schroeder, ohne die ich nie auf die Idee gekommen wäre, zum Thema Depressionen etwas zu sagen zu haben.

Ich danke meiner Agentin Celine Meiner, die an dieses Buch geglaubt hat, bevor ich es tat.

Ich danke allen bei dtv, allen voran meiner Lektorin Katharina Festner, für die zuverlässige Betreuung und das genaue Lektorat.

Hinter jeder Frau, die etwas auf die Reihe bekommt, steht eine WhatsApp-Gruppe, die sie anfeuert. Ihr, äh, Dings, wisst, wer ihr seid, und ich danke euch.

In den vergangenen Jahren habe ich mit vielen Menschen über Depressionen gesprochen, ohne diese Gespräche wäre dieses Buch ein ganz anderes geworden. Ich danke Alexandra, Anna, Ann-Kathrin, Birgit, Daniela, Georg, Jutta, Kathi, Kathrin, Katrin, Lara, Marc, Mareen, Matthias, Mia, Michelle, Nele, Nicole, Nina, Nora, Simon, Theresa, Thomas, Vroni und noch so vielen anderen. Danke, dass ihr eure Gedanken und Gefühle mit mir geteilt habt.

Ganz besonders bedanke ich mich bei Professor Dr. Thomas Pollmächer, der sich viel Zeit genommen hat, um mit mir über die psychiatrische Sicht auf Depressionen zu sprechen.

Ohne Psychiatrie und Psychotherapie wäre ich nicht in der Lage, zu schreiben, möglicherweise auch zu sonst nichts. Stellvertretend für ihre jeweiligen Fachrichtungen und all die vielen Menschen, die mich in den vergangenen Jahren behandelt haben, bedanke ich mich daher bei Nataly Hoffmann und Dr. Birgit Walz.

LITERATURVERZEICHNIS

Till Raether: Bin ich schon depressiv oder ist das nur das Leben? Rowohlt, Hamburg 2021.

Antonia Baum: Stillleben. Piper, München 2019.

Kim Brooks: Small Animals. Parenthood in the Age of Fear. Macmillan USA, New York City 2019.

Philippa Perry: The Book You Wish Your Parents Had Read (and Your Children Will Be Glad That You Did). Penguin Life, London 2020.

Deutsche Ausgabe: Das Buch, von dem du dir wünschst, deine Eltern hätten es gelesen (und deine Kinder werden froh sein, wenn du es gelesen hast). Ullstein, Berlin 2021.

Andreas Heinz: Der Begriff der psychischen Krankheit. Suhrkamp, Berlin 2014.

Nicole Rinder/ Florian Rauch: Das letzte Fest. Neue Wege und heilsame Rituale in der Zeit der Trauer. Gütersloher Verlagshaus, Gütersloh 2016.

X Soraya Chemaly: Rage Becomes Her. The Power of Women's Anger. Atria Books, New York City 2019.

Deutsche Ausgabe: Speak out! Die Kraft weiblicher Wut. Suhrkamp, Berlin 2020.

Nicolas Christiakis/James Fowler: Connected. The Surprising Power of Our Social Networks and How They Shape Our Lives – How Your Friends' Friends' Friends Affect Everything You Feel, Think, and Do. Little, Brown Spark, 2011.

Carlotta Welding: Fühlen lernen. Warum wir so oft unsere Emotionen nicht verstehen und wie wir das ändern können. Klett-Cotta, Stuttgart 2021.

Jay Belsky, Avshalom Caspi, Terrie Moffitt und Richie Poulton: The Origins of You. How Childhood Shapes Later Life. Harvard University Press, Cambridge (USA) 2020.

Nora Imlau: So viel Freude, so viel Wut. Gefühlsstarke Kinder verstehen und begleiten. Kösel-Verlag, Kempten 2018.

Nora Imlau: Mein Familienkompass. Was brauch ich und was brauchst du? Das Standardwerk für Eltern, die ihre Kinder liebevoll erziehen und trotzdem die eigenen Bedürfnisse leben wollen. Ullstein, Berlin 2020.

Mareice Kaiser: Das Unwohlsein der modernen Mutter. Rowohlt, Hamburg 2021.

QUELLEN

Was man gegen Depressionen tun kann

Zur Wirkung von Psychotherapie:

Evangelos Evangelou et al.: Does psychotherapy work? An umbrella review of meta-analyses of randomized controlled trials. In: Acta Psychiatrica Scandinavica 2017.

Ellen Driessen et al.: Does Publication Bias Inflate the Apparent Efficacy of Psychological Treatment for Major Depressive Disorder? In: Plos One 2015.

Zu Medikamenten in der Schwangerschaft: www.embryotox.de

Zur Bedeutung von Kontakten:

Gillian Sandstrom et al.: Social interactions and well-being: The surprising power of weak ties. Personality and Social Psychology Bulletin, 2014.

Gillian Sandstrom et al.: Why you miss those casual friends so much. Harvard Business Review, 2020.

Über Trauer und Depressionen

Zum Befinden während der Pandemie:

Depressions-Barometer der Stiftung Deutsche Depressionshilfe 2020.

Die Zahlen zu Suiziden stammen vom Statistischen Bundesamt.

Die Zahlen zu Diagnosen, Behandlungen, Suiziden stammen von der Deutschen Gesellschaft für Psychiatrie, Psychotherapie und Neurologie, https://www.dgppn.de/schwerpunkte/zahlenundfakten.html, und der Stiftung Deutsche Depressionshilfe, https://www.deutsche-depressionshilfe.de/depression-infos-und-hilfe/depression-in-verschiedenen-facetten/suizidalitaet

Mit Depressionen leben

Zur Frage, ob es heute mehr psychisch Kranke gibt:

Frank Jacobi: Nehmen psychische Krankheiten zu? In: Gehirn&Geist, 2021.